让阅读走心
让阅历丰盛

「Fantasy 幻想即现实 is reality」

曾奇峰 著

北京联合出版公司
Beijing United Publishing Co.,Ltd.

图书在版编目（CIP）数据

幻想即现实 / 曾奇峰著. —北京：北京联合出版公司, 2017.7（2022.6重印）

ISBN 978-7-5596-0070-7

Ⅰ. ①幻… Ⅱ. ①曾… Ⅲ. ①精神疗法 Ⅳ. ①R749.055

中国版本图书馆CIP数据核字（2017）第072238号

幻想即现实

作　　者：曾奇峰
出 品 人：赵红仕
选题策划：北京时代光华图书有限公司
责任编辑：郑晓斌　徐秀琴
特约编辑：李燕子
封面设计：门乃婷工作室
版式设计：程海林

北京联合出版公司出版
（北京市西城区德外大街 83 号楼 9 层　100088）
北京时代光华图书有限公司发行
北京晨旭印刷厂印刷　　新华书店经销
字数 206 千字　　787 毫米 × 1092 毫米　　1 / 16　　16.75 印张
2017 年 7 月第 1 版　　2022年 6 月第 11 次印刷
ISBN 978-7-5596-0070-7
定价：48.00 元

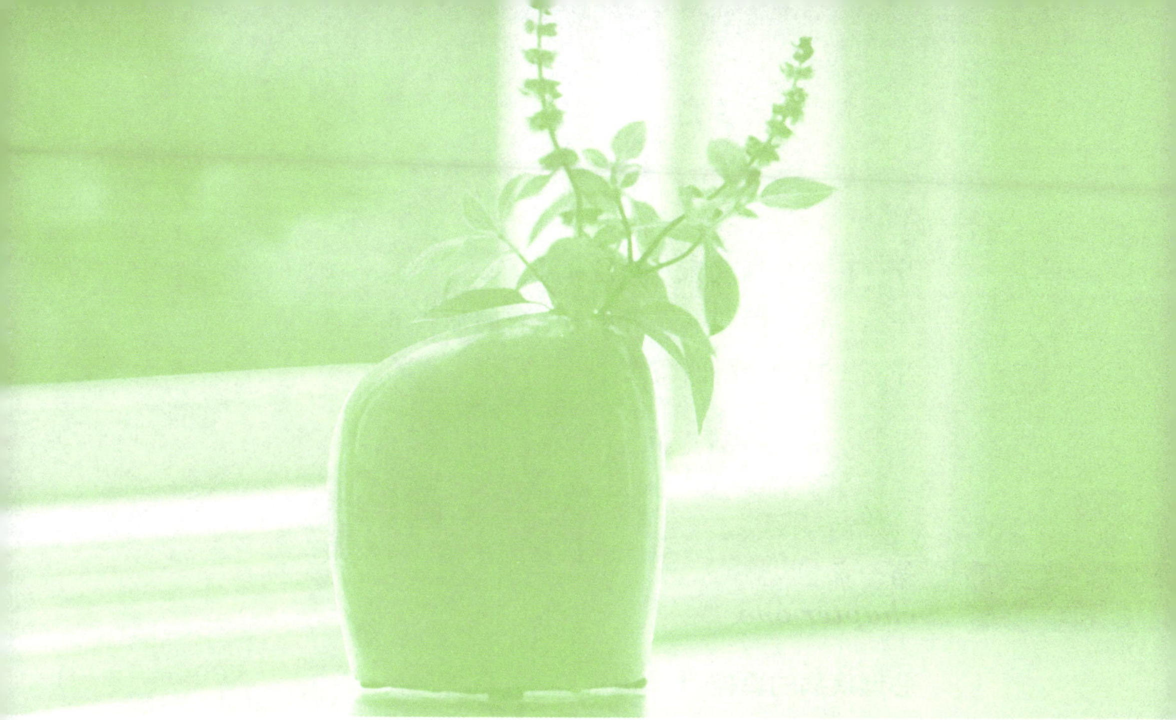

目录

contents

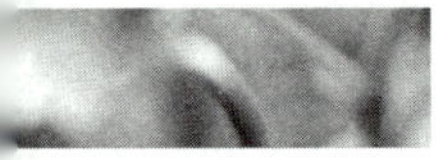

第一章
chapter one

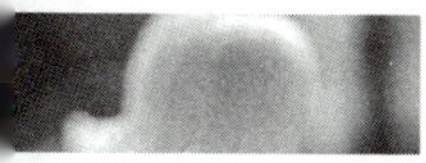

第二章
chapter two

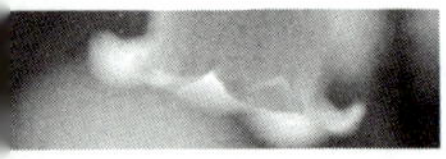

第三章
chapter three

心灵的伪装 / 129

第四章
chapter four

序一

一身烟火味儿的曾奇峰

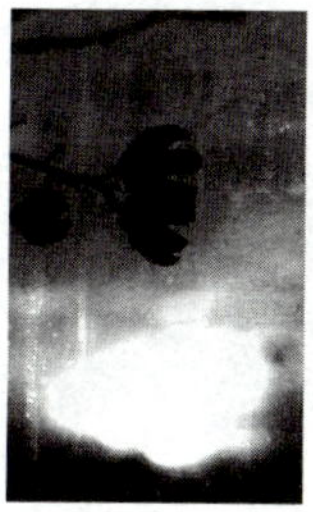

想到他，会想到这些词——平实、落地、很哥们儿、重情感、好酒、不掩饰、不过度的自恋……

十几年前，最初《广州日报》心理专栏用到曾奇峰的文章，称他为“国内精神分析界的旗手”。

这是一种共识性的赞誉，不过是从远远观看的角度。

十几年过去了，旗手还是旗手，但他身上，一直没发展出大师味儿，相反另外一种味儿变得更浓。这种味儿，是烟火味儿。

十几年中，和奇峰多次见面，想到他，虽然习惯上想使用这个词——亦师亦友，但感性上，得称他“奇峰兄”。

想到他，会想到这些词——平实、落地、很哥们儿、重情感、好酒、不掩饰、不过度的自恋……他首先是一个真实的人。

读奇峰的文字，看奇峰的视频，生活中和他相处，就会知道，他有很多精神分析师常见的一种癖好——对别人和自己的一切进行分析。很多人会以为，分析太透彻，就会太理性，或超凡脱俗，不再那么热爱普通生活。这在部分人身上会成立，但奇峰不是，他是越分析越真实，身上的烟火味儿更重。

一位女士，曾在伦敦找过英国本土的精神分析师，也对国内的精神分析学界有所了解。她说，他们好像是，精神分析是精神分析，生活是生活，而你们多给我这种感觉——精神分析就是生活。

以我的了解，无论国内还是英国，都有这样的分别：有的精神分析师，似乎精神分析更像是一份工作，精神分析的一些东西，并没有融化到他身上；有的精神分析师，则会将精神分析中领悟到的东西，直接引入自己的生活中，或者说，这份领悟也化入了他的血液。

奇峰在书中说：

比昂的目标是“基于领悟的个人化行动”，这句话展开了说，意思是每个人都应该有自己独特的对生活的感受和行动的原则。

比昂如是，奇峰也如是。读奇峰的文字，你会感受到，他是怎样思考怎样活着的。

文如其人，奇峰在生活中也是这样。

大概十年前，我第一次见到他时，发现他的衣着非常朴素，估计了一下价格，对他说，我觉得你浑身上下的衣服全套加起来不超过五百元（也可能说的是两百元）。他说是的，然后非常开心自在地笑了起来，好像我这样说是一种知己般的理解，直接说到了他心坎上。

真实、不掩饰情感，这是他给我的第一印象。谁都有防御，奇峰自然也不例外，但你会感觉到，他的心是敞着的，让一些信息自然流进，撞击自己，然后感知它们、理解它们。

真正的大师当然很少，但学精神分析的过程中，很多国内同行的确逐渐地活出了大师味儿——越来越不动声色，说话高深莫测，神情模糊不清，好像已经化解了心中一切恩仇，抚平了自己一切情结。你以为这是精神分析该有的样子，其实这是中国人格的一种理想状态——随心所欲而不逾矩。

但奇峰一直真实，从没戴上大师的帽子或表露权威的面孔。随着时间的推移，他身上的烟火味儿更浓。

想起来，除了极少数常聊天的几位咨询师，好像我只有在奇峰这儿，得到了他最多的个人色彩的信息。它们部分是语言，但主要是他的人，你看到他，就会自动感受到一些很个性化的东西。

也好像是第一次见面，谈了一些心理玄学，他好像还不大相信，对此直言不讳。后来一次见面前，我听说他见一个通灵女孩的事。见面后我问他这件事，他说，一个朋友带他去见那姑娘。他还没开口，她就对带他来的人说，他不相信我，他的口袋里装了什么什么，而后他就被震到了。

2007年，我在上海中德班学精神分析时，奇峰作为中方老师讲课，那次他毫不掩饰讲了自己一些专业上的野心：如果他以现在的年龄，能得一场小儿麻痹症全身瘫痪，而能领悟到催眠大师艾瑞克森的东西，那么他愿意付出这个代价；现在易经是64卦，他想把它发展到128卦……

这样说，太真实，有野心，也脆弱，缺了大师味儿。他可是国内精神分析界的旗帜啊，但他就是这样没有身份感地表达了自己个性化的野心。

他的这种烟火味儿，在他的文章和视频中随处可见。你不仅看到观点，也因为这股烟火味儿，一下子会被牵动出感觉来。

譬如，他说：骄傲使人落后，谦虚使人进步，这句话错了，应该是，骄傲使人进步，谦虚让人猥琐，越谦虚越猥琐，谦虚到骨子里，就猥琐到骨子里。

这一段话，真是酣畅淋漓。

我们的文化中，有各种流传了不知道多少年的常识，听上去很对，譬如谦虚与骄傲，但从精神分析的视角看，它是错的常识，一个自我太压抑的人怎么进步？精神分析的语言，一个精神分析师会知道，但直接把它说成对这句老祖宗的话颠覆性的表达，却不容易，这需要一股子劲才行。

在书中，他讲了对这一问题的思考过程，并问过很多人：别人赞美你，你会变得骄傲吗？几乎没有人点头称是。

他还写道：

“李敖名言：我如果想要找一个自己佩服的人，我就照镜子。看来他是这一类人的典型。有人可能会担心，这样会不会把自己吹得出门之前就发疯了？当然不会，那些出门前和出门后疯了的人，恰恰是那种在出门前‘揍’自己的人。这个世界上没有被吹疯的人，只有自我攻击才会让人发疯。”

我喜欢这种带着个人色彩的文字，没有这些感性色彩的文字，我总觉得有一种恐惧在里头。

我们是一个文化悠久的国度，那些延续了几千年的文化中，有很多压制人性的集体意识和集体无意识。国内精神分析师们应该做一种工作——讲透这些常识的问题，并提出些让人性张扬的新常识。

奇峰做了很多这方面的工作。

譬如关于勤快与懒惰。我们习惯说，人都喜欢懒，但奇峰说，观察孩子就会发现，人的天性更喜欢勤快。

譬如关于恩仇。我们习惯说，滴水之恩当涌泉相报，而奇峰说，帮助别人会招致仇恨，这份仇恨很重要，合理表达它吧。他在书中讲了一个故事：“因为一个专业培训，一直跟一位比我小几岁的同行在一起。在过去几年里，我给了他一些较重要的专业上的支持，他从未说过一次谢谢。今天在培训结束的晚宴上，他向我敬酒时说，因为你帮了我很多，所以我迟早要杀死你。说得一桌人哈哈大笑。大家都是深层心理学的爱好者，都明了恩仇相伴的人性。这位朋友如此直白的表达，使原本沉重的恩仇，变得好像从窗外飘进来的若有若无的梅花香味。”

譬如他说，别说太正确的话，并引用明代哲学家张岱的话说：“人无癖不可与交，以其无深情也；人无疵不可与交，以其无真气也。”

譬如我们有各种各样的说法，在说金钱的可怕，而他说：“也许应该在心理疾病谱中增加一个诊断——无钱型人格障碍。在相对公平的社会环境中，一个人如果没有重大的先天缺陷，就应该能够赚到足以满足自己物质和精神生活的银子。所谓‘无钱型人格障碍’的人的特点，首先是没钱，然后就是偏执、尖刻与懒惰。所谓穷酸穷酸，说的就是这类人。跟这类人打交道，你可以直接感觉到他们人格上的巨大变异或者空洞。”

这些让人耳目一新的说法，会让你觉得，太黏稠的中国式人际关系场，一下子变得清爽了，骄傲与恨，原来也可以是这么好的东西啊。

然后你会发现，本来你会将它们视为俗气、不对的东西，现在才发现，原来这些俗气的东西是这么重要、这么好。同时你会感觉，你内在的一些东西好像得到了允许，得到了解放，它们在升腾。

这些观点有些毒辣，而他的文字有时还有毒舌感，但他一旦真和人打起交道来，你会看到，他充满柔情。

他会看到中国式家庭中病态的动力，但他去处理时，轻易不会道破，更不会指责谁，而是依照他的洞悉，使用一些策略，让家庭动力回归正常。

例如一个家庭，外婆管孩子太厉害，他没有指责外婆，而是开了一个家庭会议，启发每个人表达自己，最终让这个孩子获得自由。结果是：外婆现在对养花上瘾，经常上网查养花的资料，跟养花的朋友交流养花心得，把楼顶平台弄得漂亮无比。最后孩子的爸爸不无调侃地说，她老人家玩花去了，就不用“玩”她外孙了。

也许是出于柔情，奇峰的文字其实有克制。读他的文字，不如看他的视频过瘾，看他的视频，不如直接和他打交道过瘾。你要离他更近些，他身上的这股从俗世而来的烟火味儿才能熏到你。

所以最有幸，是成为他的朋友。

武志红

序二

课、酒和书，老伍与老曾的那些事

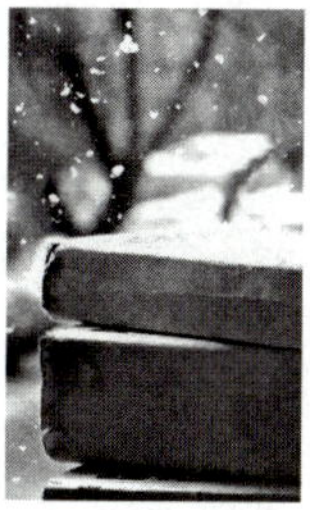

伍罡是谁，他跟曾奇峰什么关系？且从文字初步感受一下这个人。

先看看老伍是怎么误入精神分析这行的

很多年前他为老曾的书写过一篇序，其中就提到这段往事。

当老伍躺在病床上，看着周围一张张焦急的面孔，虽然知道一定是其中一个“二货”不小心踩住了自己的氧气管，却干着急说不出话来的时候，他一定会后悔自己当年曾经给曾奇峰的新书写过一篇序——只有用马尔克斯的经典笔法才能表达出我此时此刻魔幻般的感觉。

十几天前，我去武汉讲课，周边农田烧稻草的烟雾让江城像一座香火鼎盛的大庙，这样的氛围很适合拜神。下课后，我出租倒地铁，地铁倒摩的，一路狂奔，在漫天的雾霾中摸到了曾奇峰心理工作室。老曾见面的第一句话就是："我见你比见我妈都勤。"这是对我最高的奖赏，因为就在这之前三天的傍晚，我们才在深圳世界之窗旁的大排档喝过酒。一不留神，他就教会了我女儿吃小龙虾的"全套国标流程"。我虽然很愤怒，但作为地主不能太失礼，只能语重心长地对女儿说："孩子，你不能学曾叔叔那样吃，曾叔叔将来火化的时候会留下一坨重金属，那是他多年修炼的结果，别人是舍利，他是铅粒。"

N年前的一天，我送太太去上心理学的课，从此走上了心理学的不归路。那时，我还是个自负的理工男，管着百十号人，看不上心理学这些虚头巴脑的东西，当然也一窍不通。刚好那天有点时间，也无处可去，就在教室蹭课。不知道怎么就被台上这个满嘴汉普（武汉普通话）的人催眠了，感觉他从匪夷所思的角度不断飞出各种小刀，刀刀扎向我的要害，那种又想遮挡又有期待、又痛又喜、又来不及回味的奇幻感觉是我从未体验过的，我意识到我的人生可能要拐弯了。

课后一起吃饭的时候，老曾给了我一个评价："老伍有天赋，赶快改行吧。"我感觉两脚离地，飘飘欲仙，几年后才知道，他一共对七万多人说过同样的话，只有我当真了。以后每逢有人夸我有天赋，如果不熟，我会很谦虚地说："哪里有什么天赋，我是把别人喝咖啡的时间都用在了陪老曾喝酒上。"如果很熟，我会红着脸说："你才有天赋！你全家都有天赋！"

再看看老伍眼里的老曾

看完才知道什么叫一个内心有纬度的人
看人才能看得这么立体丰富

那时的老曾是个四海为家的游子，行踪飘忽，每天醒来后都要先打电话问一下前台才能确定自己在哪个城市。第一次分别之际，他趁着酒劲儿送我一本“开过光”（签名）的《你不知道的自己》，告诉我：见书如人。我特意选了一个月黑风高的夜晚，沐浴更衣，焚香祷告后开始看这本书。不知不觉中体会到了前辈高人东方不败、岳不群、林平之看到《葵花宝典》的感觉，一方面是为自己过去的蹉跎岁月痛惜，另一方面是为光明在前而狂喜。老曾在书中写道：“如果一个人对我的实际态度比我希望他对我的态度要差，我就会认为自己受到了他的伤害。我们如果感觉受了伤害，那并不是别人伤害了我们，而是自己的愿望伤害了自己。”当我读到这段文字时，止不住涕泪横流，如果不是怕引起邻居误会，真想仰天长嚎两声。想想自己这么多年给自己设了多少套，挖了多少坑，怨天尤人，原来全是自作自受。我在231页的空白处用铅笔写了八个字“石破天惊，醍醐灌顶”，每次翻到这一页，都能看到字旁的斑斑泪痕。

《幻想即现实》是《葵花宝典》的续集，相比第一本，少了直冲五脏六腑的烧灼，多了弥漫三魂七魄的熨帖。如果说第一本是清冽芬芳的陈年西凤，第二本就是甘醇馥郁的窖藏茅台。古人说《汉书》可以下酒，老曾的第二本书能让人直接进入微醺的状态。《为何别人不理解你》一篇让我顿悟了“理解”，我又写了：“这个世界上，没有人欠你一个理解，你也不欠别人的！”我就是我，不一样的饸饹！您觉得不如热干面香？去武汉哪您哪！只要不把评价自己的标准轻易交给别人，就活得滋润多了。在另一篇《自作多情是自己制造的》读到“这个世界到底是什么样子，与这个世界无关，而与你愿意把它制造成什么样子有关”，顿时觉得像被雷劈了一下，刹那间仿佛站在风口浪尖，紧握住日月旋转，再活五百年的愿望陡增。

这本书是什么味道，就像武汉早餐馆的蛋酒，得自己端、自己尝。

欧阳修说过，最佳读书时乃为三上，即枕上、马上、厕上。我很认同，奈何沾枕就着，又无马可骑，唯有厕上可以利用。老曾的书是厕上圣品，居家必备。我把《你不知道的自己》和《幻想即现实》长期供奉在洗手间中，天天聚会。书是独立的短文，非常适合如厕的节奏，在半裸的状态下看老曾的书，少了超我的羁绊，更能体会本我的恣肆，事半功倍，疗效显著。洗手间是每天必去的地方，于是就像每天和老曾聊一会儿天，心里感觉特别有底气，看见㞞人也能搂住火了。一遍看完开始第二遍，循环往复，周而复始，他的书是我的药，不能随便停。

课堂上的老曾，化身东邪黄药师，狂放不羁，挑战规则，“乱伦”“合谋”“插入”“诅咒”各种让人心惊肉跳的词语像劈面而来的板儿砖拍在听众脸上，让人冷汗直冒又欲罢不能，网上流传的“曾氏语录”基本来源于此。

餐桌上的老曾，仿佛北丐洪七公，垂涎欲滴，食指大动，恨不得跟小龙虾祖宗八辈儿拼了老命。

书本中的老曾，却像中神通王重阳，循规蹈矩，心怀大志，温和宽厚且不近女色。

不知道哪个老曾更像真正的老曾，也许三体合一才是真身。

有一种关系叫老伍与老曾的关系

看完只想感叹原来这就是男人之间的关系
遥恨自己不是男人

记不清听过老曾多少次课，也记不清和他喝过多少次酒，更记不清看过多少遍他的书。佛说：前世五百次的回眸才换来今世的擦肩而过，我上辈子一定和老曾有过一千次的追尾，当然还有比我更倒霉的，上辈子和他一万次迎面相撞。这个又像我爹、又像我哥、又像隔壁老王的男人，用他的课、他的酒、他的书揳入了我的车道，扰动了我的系统，让我再也无法回到过去。我的恬淡安适、且俗且乐是拜他所赐；我天天起得比鸡都早，睡得比狗都迟也是被他祸害，就像谢逊和成昆的纠结。唉，此行有风险，拜师需谨慎啊！

鲁迅说：“我好像一只牛，吃的是草，挤出来的是奶、血。”老曾绝对是一头低产的奶牛，这么多年才挤出这两本书。唯其如此，才更值得一看。略有区别的是，老曾吃的是小龙虾，挤出来的是麻辣特仑苏。

如果觉得活得不舒服，看看老曾的书，会让你觉得之前都白活了。

如果觉得活得挺舒服，看看老曾的书，会让你觉得之前都没有真正活过，因为“一个从未被欺骗也从未被伤害的人，等于没有生活过”。

我不敢说“天不生奇峰，万古如长夜”，我怕“抬死”（过高评价）他。我说祝他松鹤延年、龟蛇同春，他也不信。我只希望他比我活得长一些，能在我弥留之际，轻轻推开那个踩着我氧气管的二货，让我透过一口气，然后用我熟悉的、温暖而顽皮的目光注视着我，俯下身子在耳边轻轻对我说：“老伍，你放心地去吧。我已经紧急加印了一万本书，专门用来烧化你。”

伍罡

序三 精神分析的俗人

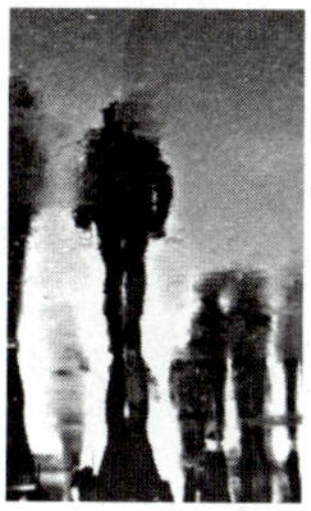

总有几个年轻人神情凝重地手捧精神分析的秘籍，别人看来像有病，而他们自己觉得在练功。

武汉医学院是一个基本没有精神病学传统的大学，校园里一直流传着一个德国笑话，说精神科医生什么都不知道，什么也治不好。可是在20世纪80年代，这个学校有几位学生患上了精神分析的病。这要部分地归功于医学院的图书馆。图书馆三楼的社科部不仅藏书丰富，还有位和善的管阿姨，管阿姨替我们留下《朱光潜美学文集》。文集收录了朱老先生写于20世纪三四十年代的文字，第一卷中的变态心理学讲的几乎全部是弗洛伊德的精神分析。显然，当时的美学、文学和哲学对弗洛伊德更为敏感，倒是医学并没有做好准备把精神分析当作一种治疗方法接受过来，用于减轻中国人民的疾苦。但是，三十多年以后，奇峰说，精神科医生才叫“人的医生”。所以在当时的武汉医学院，偶尔在晨曦下，更多的是在深夜里，总有几个年轻人神情凝重地手捧精神分析的秘籍，别人看来像有病，而他们自己觉得在练功。

1983年的一个夏夜，凌晨两点钟，路灯昏黄，汉口解放大道靠近武汉商场附近，游荡在校园外的这几位年轻学生发现，在一排深红色的店铺窗板上写了一行白色的大字：我要往东南方向去九万里，种稻谷发财。乍看这计划显然不太周密，指定的方向和预计的里程都很模糊：几时走，干么事，和谁去，去多久，等等问题都没有交代清楚。虽然第二天这句疯话就被洗得干干净净，但是，这种雄才胆略，轻易地刺激了年轻的心。因为它很壮烈、很诗意，尤其是目标很可爱、很诱人，也具备实现的可能。如果第二天派当时在练精神分析功夫的任何一个人在同样的地方写一句话，那一定会是：我要在全中国，发展精神分析。当然第三天就会同样被无情地抹去。

就在同一个闷热的夏天，奇峰在一篇小说中读到一首情诗，那是情侣写给情侣的誓言：“踩着鲜花，走向死亡。”在期刊阅览室里，奇峰满头大汗，说，诗已经被写完了。这是少年奇峰心中最美的诗句，它把奇峰每一个角落的决心和所有的勇气都凝聚到了一起。当时的奇峰在爱情上大概还处于过家家水平，但他就在那个时候，像诗一般大胆地、坚定地和精神分析订下了终身。精神分析因为这句诗，在中国很轻松地找到了一位可靠的新的伴侣。奇峰的集子就是奇峰和精神分析在中国的共同生活，就是写在那窗板上没有人能够将它抹去的文字。

1986年，当时武汉市精神病院的刘院长兴奋地说，今年的新医生分配指标不必像往年一样强制执行，这次到我们医院的全部是自愿的。奇峰和精神分析一起，就这样自觉自愿、如愿以偿地开始了在中国大地、在汉语世界、在炎黄文化的旅程。开头在各种理论当中打转，不久就骑着自行车、过轮渡，跑关系、要资助，办医院，到德国、到美国，找老婆、生姑娘，这些大事背后当然还有无数的细节。从书里看，也就是普通而踏实的生活和读书，常常治疗别人，偶尔也治疗自己，热情地张罗一切可以分析和被分析的人。然而奇峰的每一步，不管是大事还是细节，都是经典的精神分析。因为奇峰对生活中任何可以分析自己的机会，以及所有可以用来分析的事情，都没有放过。他曾经说过，也做到了：对自己，一切可以分析的和一切不可以分析的都要分析。看到女儿胆怯，心里有些惆怅。一个人，哪怕你仅仅是感到惆怅，你也不要放松警惕，你要么自己来，要么尽快找到一个爱你的人——你的妻子或你的医生，因为你不知道的你自己就是在这个时候忽隐忽现的。你一旦抓住了那一部分，就抓住了你自己，就像抓住你的两只耳朵，用点力就可以升空。这个时候再出门，即使外面起风下雨，即使抱着好几把雨伞，故意不撑开，也应该扛得住风雨的吹打，经得起人们的惊讶。

奇峰经常召集饭局，吃脑子补智力，吃肚子补胃，吃乌龟长寿，喝辣的壮阳，喝酸的滋阴，毒不死人的都吃。沿用民间流传的习俗，传导和揭示着精神分析的日常工作的要领和本质。那就是，解读象征性的关联，增强对打击的承受能力，唤起对未来的憧憬。有了五毒不侵的野蛮体魄，就有了战无不胜的强壮精神。饮酒必不可少，因为酒精这种精神活性物质可以解除顽强的防御，使灵魂柔软通透，可以溶化突出的自我，使个性酥松滑嫩。不管你自认为是医生还是病人，你就这样被他妥帖地收拾了。奇峰的行囊是瘪的，身材是瘦的，衣服是松的，练就了一身的轻功，几乎赤条条无牵挂，在全中国来无影去无踪。在人们被沉重的、亲密的、疏远的，上面的、下面的，长期的、临时的，过去的、现在的各种关系所牵拉缠绕的时候，奇峰仍然可以像当年一样，因为一句话、一首诗、一盘棋，干净利落地和你、和我、和他，建立治疗的或者非治疗的关系：那我们开始。他神情内敛地往你的面前一坐，不带来别处的尘埃，你“觉得他给了你全部的关注”。

尽管奇峰是公认的精神分析大师，但他毕竟没有练“葵花宝典”，所以还是个俗人。如今做人难，做俗人难，做个精神分析的俗人就相当难。正是这样的大俗，所以他的一招一式我们都很容易在中国人普通的、俗世的生活中找到出处，难的是，奇峰就像一位高明的厨师，用这本书，相信还有将来的书，把东方的人生智慧和西方精神分析的精华整合起来。我们在饭桌上很少能见到厨师，而他总是站在讲坛上光亮地陈述他的精神分析，使得他更像是餐桌上那只炖着洋鸡和土鸡的黑乎乎的油罐子。

关于土鸡，奇峰说，它的大小是由其他的鸡决定的。土鸡出壳，就得要和身边所有的鸡，鸡爹、鸡妈、鸡兄弟、鸡姐妹建立关系。一只健康的土鸡，会拥有一套完整的但是又取决于身边其他鸡的关系：上的下的、长的短的、粗的细的、重的轻的、脆的韧的、紧的松的、黑白的彩色的、自己发情的被迫接受的。一只曾经饱受挤压的瘦土鸡，自然会拥有一套覆盖全部江湖的关系。更为重要的不是在乎这套关系看起来有多么庞大复杂，而在乎它的质地。黄永玉有一件作品，画的是一条蛇。从这条蛇身上很难看出大师的手笔，但他给这条蛇的题词无比高明。他在蛇的边上写着："听说道路是曲折的，所以我有一副柔软的身体。"奇峰说，精神分析治疗的成功，从根本上取决于土鸡们所具备的蛇的特性。某地有位精神分析家，出道时自称中南第一，忽闻某某之名，立即改称中南第二；忽又闻另某某之名，立即改称中南第三。据说还要继续改称。如果退着弧形小步，又不停地改称，他不久就会退到江湖第一，回到他的起点。再看看奇峰书中记录的案例，大多是疗程短、起效快、效果好。土鸡就是土鸡，不管是武汉分析的鸡还是书里被分析的鸡，从内心来看精神动力，骨子里只有自强不息的精髓，从人际周围来看关系，上下左右前后，方圆大小高低，都是韧性十足、灵活多变、凝重飘逸。

这本书是奇峰二十多年来的生命。在这本书面前要保持沉默，因为这本书要用生命来阅读。生命不息，练功不止。刘绍棠常把惊天的传奇当成最平淡的故事讲述。借用他在某个中篇的最后一句话，记得大概是这样说的：黎明，村头有个黑影一闪，从此这里就不再黑暗。说的是苦大仇深的青年逃出去投奔了共产党，现在被党派回来，领导人民得解放。

朱少纯

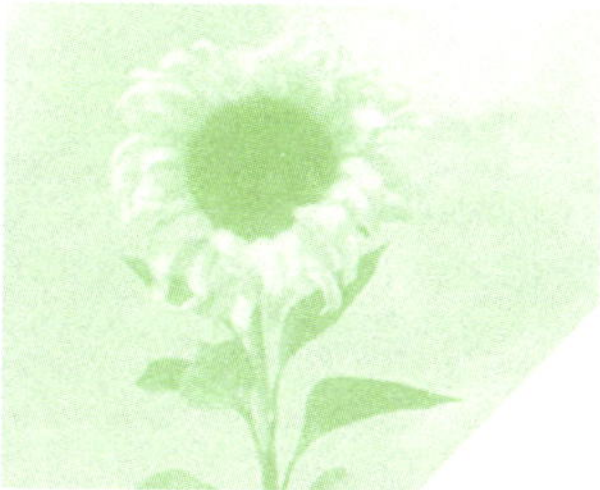

第一章

chapter one

心理疾病的真相

在有钱、有闲的情形下，找个人做做精神分析，实在是一种明智而高雅的选择。因为它可以使你了解自己，因为它可以使你活得缓慢而从容。

不满是自己对自己的攻击

在飞速发展的社会上空，游荡着一个幽灵，这个幽灵的名字叫作不满。

这个幽灵缠绕着每一个它能够遇到的人，它使一个人的很多方面都沾染上不满的味道：面容、皮肤、身材，学历、知识、性格，财富、地位、声誉、环境，等等。当一个这样的人出现在你面前的时候，你发现他已经被自己对自己的不满打垮了。

人最大的消耗，不是来自智力或者体力的透支，也不是来自跟大自然或者同类的争斗，而是来自自己对自己的战争。因为在这场战争中，“敌我双方”的战士、枪支、弹药甚至战术，都是自己提供的，所以没有任何人可以支撑下去。

人天生是对自己满意的。看看婴儿，他们那种安详、沉稳的神态，就是自我满足到了极致的表现。他们也有资格对自己满意：作为造物主最杰出的产品，对自己不满意实在是对造物主的不敬。

重新观察孩子学步，会发现他们永远都是先扶着墙、椅子或者大人站稳，然后才向前迈步的。开始的时候，那一步迈出与其说是为了走稳，还不如说是为了摔倒，摔倒得干脆而壮烈。他们绝不会因为摔倒而对自己不满，他们会继续找一个人或者物体扶着，仍然是先站稳，再迈步。一次又一次地摔倒，再一次又一次地站稳，直到不再那么容易摔倒为止。

我们很难想象，一个从未站稳过的孩子，他以后会慢慢学会走路。幸好老天没有在婴儿心中事先植入对自己的攻击，所以他们不会因为自己的不足而自责。遗憾的是，在慢慢长大的过程中，由于周围环境的影响，成人都学会了因为自己些微的不足而折腾自己。在这样的折腾下，站稳都成了问题，所以迈出的每一步都显得慌乱、浮躁和猥琐。

对自己不满意的人，迫切地想改变自己的人，想让自己脱胎换骨的人，都是把别人或者环境对自己的不满植入了内心。外界的要求变成了自己对自己的要求，外界的攻击变成了自己对自己的攻击。

抛开专业的分类不谈，人大约可以分为两种。一种是在出门之前先把自己在心理上“暴揍”一顿，然后垂头丧气，一脸不是有病就是有罪的征象。如果这样的人去看心理医生，心理医生几乎能感到他们是拿着刀子逼着医生把他们从里到外都拆开，换上新的零件。医生当然不会这样做。医生感兴趣的是，他们是怎样变得对自己如此苛刻的？

第二种人，是出门之前对着镜子把自己猛吹一顿的人。李敖名言：我如果想要找一个自己佩服的人，我就照镜子。看来他是这一类人的典型。有人可能会担心，这样会不会把自己吹得出门之前就发疯了？当然不会，那些出门前和出门后疯了的人，恰恰是那种在出门前“揍”自己的人。这个世界上没有被吹疯的人，只有自我攻击才会让人发疯。

“谦虚使人进步，骄傲使人落后”，这是一句很容易令人产生误解的名言。误解是如此之深，以至于大家都要在别人取得成绩后背诵这句话作为告诫。领导对下级如此，老师对学生如此，父母对孩子也是如此，好像不这样说就对不起别人似的。很多人对赞美别人吝啬，意识层面的目的是害怕别人变得骄傲然后落后了，潜意识层面呢，则可能是别人的成功引发了自己的焦虑，所以才那么小气。

我曾经问过很多人：别人赞美你，你会变得骄傲吗？几乎没有人点头说是。其实，自己对自己的接纳和赞美，也不会真正导致自满和退步。这种自我赞美和接纳，是对老天造物的认可，是对父母的基因与养育的敬重，是对一切跟自己有关的人的肯定，也是送给所有关爱自己的人最好的礼物。从这个意义上来说，没有任何方式，会比对自己不满的方式，更加具有“反社会”“反亲友”的特征。

变得更好的理想本身无可厚非，但需要记住的是，我们必须基本上认为自己是好的，然后才可以变得更好。如果我们认为自己是不好的，对自己缺乏基本的满意，那么变得更好的愿望本身，就应该算是我们所有的不好中最坏的一种。如果一定要对什么东西不满，那就应该是对自己不满本身的不满。

你会享乐吗

在各种电子的和纸质的媒体上，充斥着名人们各种各样的新闻。比如购豪宅、找情人或者剃发出家，等等。表面看起来，以上列举的三项风马牛不相及，但仔细想想，三者都有一个共同的特点，那就是追求“享乐”。

人首先是一种生物性的存在。对所有的生物而言，它们的感觉器官所感觉到的外界刺激，能够使它们内部或者内心产生愉快或者痛苦的体验。相对于其他生物，如鱼和鸟，人的感觉器官尤其发达，所以能够体验到的刺激的范围也就大得多。再加上收集和处理信息的大脑发达，由刺激导致的愉快的或者痛苦的体验也就极大地增加了。

人是把自己的感官应用到了极致的动物。五大感觉系统，都有专门的由人自己制造的、非自然的刺激源无休无止地刺激它们。

耳朵：声觉器官，有古典的或者是流行的音乐声刺激着。如果没有雅兴听音乐，那也不会闲着，汽车的噪音、隔壁邻居的吵架声，可以保证它不会因为不使用而退化。

眼睛：视觉器官，人的80%的刺激都来自它，灯红酒绿、秀色可餐的风景，会使你对它的保护超过身体的其他任何地方，所以才有要“像爱护眼睛一样爱护……”的隆重说法。

鼻子：嗅觉器官，鲜花店和香水铺的高额利润，以及重要约会前要沐浴、刷牙的仪式，可以大略地反映它的使用率。

皮肤：触觉器官，滑润、细腻、温软等等美妙无比的词语，都是它教会我们说的。想想如果没有皮肤的杰出贡献，人类的语言会显得多么粗糙和生冷，更可悲的是，那个状态下我们一定感觉不到粗糙和生冷了。

最后是舌头，神圣而伟大的味觉器官。对它刺激，让它愉悦，是所有感官刺激任务中最重要的，重要到生死攸关，重要到跟人类的繁衍平起平坐的程度，所以才有“食色，性也”的古训。如果外星人从天外看地球，大约会把地球上多如牛毛的餐馆酒肆看成是人类发达的味蕾吧。

人是如此发达的生物，所以永远都不会满足于纯粹地享受老天给予的享乐模式。如果人为地制造感官刺激还不算逆天而行的话，那么有意地节制甚至取消某种感官刺激，就大大地有跟老天唱对台戏的意思了。有一些医学的或者信仰的理念告诉人们，较少的感官刺激会导致人长寿，过多的感官刺激会导致疾病。但从心理学上说，一个正常的人，对任何感官的刺激都不会需要得“过多”。

购豪宅，如果抛开虚荣心的满足，纯粹是生理的或者物质的享乐；找情人，感官的和精神的享乐都有；而抛弃尘世间的感官刺激出家，则是纯精神了。比如，人们常说听到某些慧言妙语时喜乐无限甚至喜极而泣，那实在是享乐到了最高境界的描述。

一个也许会让某些人失望的事实是，纯精神的享乐必须建立在曾经的感官享乐之上。因为如果没有足够的感官刺激，精神世界的“数量”或者“规模”就不够，就无法组织起宏大而和谐的精神场面，当然也就无法给人美感。

沉溺于声色的人和出家的人相互看着对方时，都会觉得对方可怜。前者认为后者受了过度的刺激疯了，放下那么多好玩的、享乐的事情不玩了；后者却觉得前者还没发现及还不能欣赏更加好玩的享乐的东西。谁对谁错，也许永远没有人知道。

不管孩子长大以后是否会出家，远离俗气的声色，至少现在，几乎每一个幼儿园的大门都是“花里胡哨”的。这实在是一个极大的安慰，因为，孩子们长了眼睛，我们就应该给眼睛足够的刺激。我们不相信没有经过足够感官刺激的孩子，会有足够丰富的大脑或者内心。至于将来，他们是继续选择色彩的巨大反差带来的震撼，还是欣赏平淡简洁带来的宁静，那是他们自己的事情。另一个事实是，没有一所大学的大门是“色彩斑斓”的，这就证明，在感官刺激到了一定程度之后，归于相对的平淡也是一件自然而然的事情。

朱德庸说：“人不可以主宰自己，但可以宰了自己。”不太知道他说的是如何宰了自己，猜测一下，两种可能的宰法是：要么拼命地刺激五大感觉系统，直到它们都不再有感觉为止；要么把对它们的刺激降低到最低水平，直到它们都可以没有的程度。

不过别忘了，这两种宰法，其实都是在享乐。

为何别人不理解你

人与人之间的交流之难、理解之难，大家都有深切的体会。抛开别人的理解力和他们本身的问题不说，如果你经常觉得别人不能理解你，你就该想想是不是自己的原因了。

这些原因，要分析也不难。由浅及深，不外乎以下四种：

首先，是因为你没把你的想法告诉别人，或者你告诉了却没有说清楚。这种情形是很多见的。比如恋爱中的女孩总是对男朋友生气，觉得他不了解自己到底需要什么。小伙子说，你没告诉我，我怎么知道啊？女孩更生气了：既然你爱我，那你应该知道我的需要啊。然后我们可以想象小伙子的表情，也许比看到史前动物更惊异。

一个成熟的女人曾说，结婚前后，我认为我和老公相亲相爱，所以他应该知道我要什么，但经常的状态是，他并不知道，我就很生气，让他也变得更加迷糊和生气。我用了婚姻中的十五年时间，终于知道了，男人是不具备了解女人的能力的动物，如果你不说，他就不会知道，也不会做。所以我现在要什么，就直接清楚地、具体地告诉他，结果是他可以做得让我很满意。这虽然少了一些猜测的神秘与浪漫，但增加了很多理解与和谐。

其次，是因为你的潜意识并不想让别人理解你。人的潜意识是一个奇怪的东西，它常常跟你自己能够察觉的想法相反。以下是一个女孩的爱情和婚姻的故事。

这个女孩有两个两小无猜的男性好友 A 和 B，长大工作后，两个男孩都默默地表示了对她的好感。就在女孩打算告诉他们她心目中爱的是 A 的时候，一天晚上，女孩在加班回家的路上被歹徒袭击并强暴了。事后，痛不欲生的女孩没办法面对自己今后的生活，是这两个伙伴轮流陪伴她、安慰她，让她又回到了自己的工作岗位，又对生活有了希望。不知不觉地，她开始逐渐回避甚至冷淡 A，对 B 却依然热情，结果当然是 A 黯然离去，B 与她迈进了婚礼的殿堂。可是多年后，苦心经营婚姻的女孩还是与 B 友好地分手了，因为最终她和B都明白了，一直以来，女孩始终爱的都是A。只是当时的她潜意识里是自卑的，是没有办法面对自己深爱的 A 的，所以她不自觉地回避，回避自己对 A 的感情。她本来对 A 一开始就有好感，但她的行为与此相反：她对 A 横眉冷对，对 B 却热情有加，这使得本来对她也有好感的 A 慢慢离她远去，B 开始对她大献殷勤。两人都误解了她传递的信息。这个理解上的错误让她滑入了不期然的婚姻，结果可想而知。后来，A 知道女孩原来是喜欢自己的，恨极了自己的愚笨。但是，这真的不怪他，因为这个女孩的潜意识不想在那个时候让 A 知道自己的所爱。

第三个别人不理解你的原因是，你自己都不理解自己。每个人都会同意这样一个观点：在自我了解这一点上，不管你做出过多大的努力，取得了多大的成果，你都不可能完全地理解你自己，总有一些关于你自己的东西，是你不知道的。你都不知道，怎么可能让别人知道呢？

最后，还有一种情况，就是别人已经理解了你，甚至在某些方面对你的理解，比你自己更全面、更深刻，但你却不知道，还在那里为别人不理解你而伤心。有一个故事说，一匹马以为自己是普通的马，伯乐却告诉它，它是千里马，然后它才知道自己原来是可以奔驰千里而不疲惫的罕见好马。如果这匹马因为伯乐的看法跟自己的看法冲突，就认为伯乐不理解自己，那就等于放弃了自己作为千里马的机会。所以，对于别人哪怕显得像是“误解”的看法，也有仔细思考一下的必要，而这种思考也许会给你带来惊喜。

但是，如果你过分在乎别人的理解，也是一个问题。人与人之间的理解是不可以强求的，强求理解是一种边界不清的、自恋的状态。如果可以相互理解，那当然是好事。如果跟部分人实在达不到相互理解的状态，那也没关系，就不理解好了。其实你这样想了，就表示你已经理解了这种不能相互理解的关系了。从这个意义上来说，不理解就是理解本身。

受助者为什么恨你

不知不觉间，已经在这个行业工作了二十一年；不知不觉间，就被不知道从哪里冒出来的成群结队的姑娘、小伙子称为前辈。“前辈”这个词包含了尊重，但同时也传达出另外一个明确无误的信息——你已经不再年轻了。以前在巨大的圆形餐桌旁，我经常是年龄最小的那一个，而现在，经常是年龄最大的那一个。加上老师之类的位置，就容易从别人对自己的态度中，获得一些令人喜忧参半的“德高望重”感。

一次讲课之后的聚餐，我是唯一的老师，也是年龄最大的“前辈”。坐在我右侧的，是一位年轻漂亮的女研究生。大家边吃边聊。我一不小心，把面前满满的一杯茶弄翻了。我本能地站起来，扶起杯子，再用纸巾去擦桌上的茶水，感觉到一桌人的眼睛都看着我，心里稍有一点责备自己的不小心。打扫完茶水造成的残局，重新坐下，在脑子里回忆了一下这两三分钟发生的事情和相应的感受，觉得有一些很值得品味的东西。想了想，就对那位女研究生说：谢谢你刚才没帮我扶起杯子和擦桌子。

女研究生很吃惊，以为我在讽刺她。她说，从吃饭开始，因为坐在我这个会分析人心理的老师旁边，有点紧张，茶杯翻了之后，她变得更加不知所措，所以没有帮忙。我说，我想了一下，如果你当时帮我的忙，我会不舒服的。她好奇地问，为什么呢？我说，明天我们在上课时讲讲这件事情吧。

第二天，我在心理学培训课堂上描述了这件事情，然后评论说，有人也许会认为，这是一个半老男人的神经质式敏感，其实不是。人心的微妙是我们从事心理治疗这个行业必须充分了解的东西。在给予帮助和接受帮助的人的关系中，有很多东西就是十分微妙的。一般来说，接受帮助的人会对给予帮助的人有感激之情，事实也的确如此。但是，被很多人忽略的是，伴随着感激的，应该还有一种相反的情感，那就是仇恨。

给予他人帮助，给予者会心情愉悦，并附带着道德上和地位上的优越感。没有人会自愿地和愉快地处于被他人帮助的地位，因为被帮助意味着自己的无能、弱小和卑微。人的内心里，有一种天然的追求平等甚至追求优越的力量，在被帮助的时候，这种力量就被隐藏在内心深处，并变成一种对助人者的敌意。

俗话说：“一碗米养恩人，一袋米养仇人。”真是至理名言。我们的前辈，真的把人心看得很深很透了。在一碗米的施与中，由于人际基本规则的影响，接受者自然会产生感恩的心理，由一碗米所导致的施与者和接受者的地位的反差不太大，所以伴随产生的仇恨也不会太大，这种仇恨很容易被接受者的道德感和良心压制，所以二者之间显得没有产生仇恨。但是，当施与的“剂量”达到了象征性的一袋米的程度时，恩也重了，恨也重了，重到了不能被道德、良心压制的程度，所以就变成仇人。

由此联想到现代社会对贫穷者的帮助。这些帮助本身是人类良心的呈现，极具积极意义。但是，跟这种帮助联系在一起的附属行为方式，则很不明智。比如，给接受帮助者附加感恩的条件；安排双方见面，并让媒体做非匿名的报道；报刊刊登双方在一起的照片；公开谴责或者赞美一些被帮助者的言行；等等。这些举措，表面上是在维护社会基本伦理准则，实质上是在打击最基本的人性，最终会给帮助者、接受帮助者及社会带来伤害。在这个世界上，没有任何东西比不被察觉的仇恨更具有毁灭性。

真正的助人，或者说真正的慈善，不仅仅是帮助别人获得渡过难关的经济和物质支持，而且还应该包括让受助者不丧失尊严，不因为接受帮助而同时接受低人一等的屈辱感。这样做，是在实行比物质的慈善更高的慈善——精神上的慈善。

最近几天，因为一个专业培训，一直跟一位比我小几岁的同行在一起。在过去几年里，我给了他一些较重要的专业上的支持，他从未说过一次谢谢。今天在培训结束的晚宴上，他向我敬酒时说，因为你帮了我很多，所以我迟早要杀死你。说得一桌人哈哈大笑。大家都是深层心理学的爱好者，都明了恩仇相伴的人性。这位朋友如此直白的表达，使原本沉重的恩仇，变得好像从窗外飘进来的若有若无的梅花香味。

懒惰，是心照不宣的忠诚

人之初，到底是性本勤还是性本懒，这是一个问题。有的心理学家说，人的本性是懒惰的、好逸恶劳的。这一结论，需要仔细讨论一番。

理解人性的最好途径之一，就是观察幼小的孩子。只要没睡着，孩子总是需要看点什么、听点什么、问点什么或者做点什么的。要孩子什么都不干，要他们像成人修道者少这少那，恐怕比用勺子舀干大海还难。这就证明，勤快比懒惰更接近人的天性。

从生物学和物理学上来说，人是一个能量的聚积体。人摄入各种食物，把它们消化吸收，变成自己思考和行动的能源。这些能源应该有一种自然的倾向，那就是不断地消耗又不断地补充。耗能的过程，就是一个勤快的过程，生命的能量从来都不会甘于被压制，而会倔强地要寻求释放和表达。所以，勤快是一个顺应自然的过程，而懒惰是一个反自然、反生命的过程。

现实生活中观察到的懒惰，是一种诡异的现象。我们的任务，就是穷尽这些画皮之下的心灵的真实。即使从表面看，也看得出那些所谓懒惰者仅仅是在某些方面懒惰，而在另外一些方面勤快，从能耗的总量来说，他们并不低于勤快者。比如在学习、工作上给人懒惰印象的人比比皆是，但这些人在玩乐、吃喝或者做爱方面，并不一定懒惰，相反可能比一般人更加勤快。所以，需要在懒惰上加一些定语，叫作“选择性的局部懒惰”，这跟“选择性的局部勤快”完全是一个意思。没有一个人会是“非选择性的全面懒惰者或者勤快者”，除非他或者她不是人。

往深处看，局部的懒惰本身也许就是一种勤快，而且是在这个局部的、隐蔽的勤快。心理学工作者们曾经在一起做过一个搞笑的强制戒除麻将成瘾的计划。所谓对什么活动成瘾，就是在这种活动上过度勤快。这个计划具体如下：四个麻将成瘾者被关在一幢小楼里，每天的任务，就是在“警察”的逼迫下打麻将。早上六点起床，打两小时麻将才能吃早餐；吃完接着打到吃中午饭；短暂午休后，又被逼上麻将桌，晚饭后照常打麻将，直到午夜才能睡觉。四人谈论的话题，只能跟麻将有关。墙壁、床单、桌面以及他们的衣服上，都印着筒、条、万的图案，连吃的都是麻将形的馒头、米砖和肉块。据乐观估计，这样两个月下来，这四个人看到或听到麻将两个字，都会恶心，更遑论打了。这样在打麻将这件事情上，他们就从勤快变成了懒惰。这一懒惰是有讲究的：因为他们内心深处会隐隐地觉得，只要打麻将，就是处在逼他们打麻将的“警察”的控制之下，为了对抗“警察”，就不再打了。而对抗是一种耗能的状态，所以也是一种勤快的状态。

一个成年男人问我：我从小就懒，爸爸、妈妈、老师说了我几十年，就是改不掉，你说怎么办？我笑了笑说，其实你很勤快啊，你几十年坚持不懈地维持懒惰，真的需要很大的毅力和很多的能量。懒一天容易，懒一辈子难；或者说，你一直都在勤快地懒惰着。而且，如果有一天你变得不懒了，那岂不是“背叛”了爸爸、妈妈、老师对你的评语？

人之初，性本勤。关禁闭之所以是一种惩罚，是因为它剥夺了人勤快的可能性。在身体和心灵都自由的情形下，在一切方面，在一切时间，人是自然地倾向于增加生活的范围和数量的。

信任他人，就是信任自己

有一个关于信任的心理游戏。在一个小组中，让一个人用手巾蒙住眼睛往后倒下去，并事先告诉他有两个人在后面接着他，不会让他倒地受伤。一部分人可以毫无顾忌地向后倒下去；另一部分人要拉开毛巾看一看身后是否有人，而且是否是身强力壮的人在准备接着他，然后才放心地倒下去；还有一部分人，即使在确定后面有人接着的情形下，也不能倒下去，最后做成了向后走了几步的样子。

在这个游戏中，能够向后倒下去的人，是拥有信任他人的能力的人；而完全不能倒下去的人，则缺乏信任他人的能力。并且，从这个游戏中，我们可以看到，信任他人是需要冒一点风险的，因为完全有那么一点点可能性，你倒下去时别人闪开了，没有按照游戏的规则保护你，又或者他们想去保护你却没有足够的力量把你接住，这两种情况的后果就是你会受伤。

这个世界上，没有绝对值得信任的人和事，所以，只要有信任，就一定伴随着一定程度的风险。心理健康的人，会模糊处理这一问题，只要有大部分把握，就选择完全信任，并在这种信任的基础上做该做的事情；而心理不那么健康的人，则会过分看重事物没有把握的那极小的一部分，在行为上变得迟疑不定、患得患失。

信任不是一种态度，而是一种能力。从根本上来说，一个人对外界的人和事的信任，是其对自己的信任向外投射的结果。回到上面的游戏的例子，那些放心地倒下去的人，是把自己值得信任的部分投射到了身后保护者的身上，这样的人做保护者的角色，也会尽职尽责；而不能倒下去的人，是把自己不被信任的部分投射到了身后保护者的身上，这样的人做保护者，后果堪忧。也许一个更简单的例子可以把这个问题说得更加清楚：在贼的眼里，所有的人都可能是贼。从这个意义上来说，信任他人就是信任自己。

从另外一个角度看，信任本身有点赌博的味道，当然是健康的、无大害的赌博。因为你如果信任某一个人，实际上就意味着放弃了对他的监视、控制和警惕，而这样做一定是有某种程度的冒险的。俗话说“赌桌上选女婿”，意思是从面对风险时的态度上，可以看出一个人基本的心理素质，那些敢于适度冒险的人，显然心理健康程度高一些。

曾经问一个父亲，如果你不再管你的已经上高三的儿子，那会怎么样？这位父亲立即回答说，那他岂不要翻天了？！接着再问，你在他那个年龄有人管吗？回答是：没人管，但我比他自觉，所以没翻天。很显然，这位父亲缺乏对儿子的基本信任感，他相信的是，儿子如果不管的话，就一定会去杀人放火。

心理学家认为，对一个人的信任意味着，坚信每一个人的自然倾向是愿意被主流社会所接受，也就是说，每个人都不会“心甘情愿”地去做反社会、反道德的事情。的确是有少数人那么做了，但这绝不是我们要对每一个人都严加防范的理由。健康社会的标准也是信任，即信任每一个公民在一般情况下都会遵纪守法。

人与人之间的信任，从来都是相互的。在我们不信任他人的时候，得到的“回报”也是不信任。身处互不信任的关系中，没有人会觉得愉快。但若我们信任他人，“回报”也会是信任，身处这样的关系中的每一个人都会得到人格上的滋养和提升。

疾病和虚弱是自己吓自己

孩子的健康，是每一个做父亲或者母亲的人最关心的事情。这样做当然是正确的，因为只有有健康，其他的一切才成为可能。没有了健康，其他的一切都可能丧失殆尽。但是，对健康的过度担心，或者对孩子健康状况的过低评价，以至于到了神经质的紧张程度，不仅不会造就一个健康的孩子，反而会使孩子从小就生活在“有病”的暗示下，最后身心两方面都受到很大的损害。以下这样的案例，在临床上，甚至在我们生活的周围，都很常见。

某天中午，我在门诊食堂吃饭。值班护士走进食堂，告诉我有一个电话。我匆匆走进护士办公室，拿起电话，自报家门后，听到一个女性焦虑的声音，大约是说她儿子身体和心理都有问题，而且问题都很严重，要我无论如何救救她的儿子，等等。我看了一下我的预约表，发现第二天下午还有一小时空当，就跟她约了这个时间。放下电话，我想身体和心理同时有严重的问题，处理起来可有点难度。

第二天中午，我在门诊的走廊里碰到一个陌生的中年女性。她迎面向我走来并热情地打招呼，说自己昨天约了我的咨询，今天把儿子也带来了。我看了看手表，发现离我们预约的时间还有差不多两小时。我就说，我还有些事情要处理，咨询只能准时开始。她连说没事没事，你先忙先忙。离开她之后我就想，这个妈妈和她的儿子，谁会对我们的咨询更在意呢？难道是妈妈更在意，儿子会无所谓？

预约时间一到，敲门声准时响起。母子两人一前一后进来。坐下后，母亲指着那个约十五六岁的男孩对我说，这是我儿子。我打量了一下这个男孩，发现他中等身材，很白很瘦，给人一种十分虚弱的感觉，整个神态有点怯生生的。看到我注意他，男孩就用很礼貌，但同样也是怯生生的声音跟我打招呼，说“叔叔好”。我在回应了一声“你好”之后发现，我有点喜欢这个男孩子，也许是因为我在职业生涯中，见到过太多这样的孩子了。

母亲开始介绍情况，语速很快，充满焦虑。先自我介绍说自己姓潘，儿子名叫端端，因为他出生在端午节的中午。虽然是出生在一个万众庆祝的节日，但对端端和这个家庭来说，并不是一件好事，因为潘女士生孩子的预产期，应该是在那个端午节之后的整整三个月。端端早产，一生下来，就被放进了温箱里，现代科技足以保证这样的早产儿成功地活下来。出生两个星期之后，端端才被从温箱里抱出来。潘女士接着说，因为端端早产，所以先天不足，从小就比别的孩子虚弱一些。特别容易生病，腹泻、发烧、哮喘等等，成了家常便饭，除了家里，就数在医院的时间最多。当然也有不生病的时候，但这个时候跟不是早产儿的孩子相比，也差得多，力气、耐力甚至饭量、体重、身高等，都不能跟其他孩子比。慢慢地，这些身体方面的弱势，导致了孩子心理上的问题，比如自卑、胆小、孤僻等。上了初中之后，同学们看到端端那个样子，就给他取了个绰号，叫“女林黛玉”，使得端端更加远离同学了。

我问，端端有没有哪个方面可以跟别人比呢？潘女士的脸上闪过一丝轻松和自豪。她说，在学习上，端端相当不错，整个年级，除了有一个男孩是公认的天才之类的人物之外，端端的成绩完全可以稳居第一，意即只比那个男孩差一点点。我听了很高兴，因为我感觉已经找到了咨询的突破口。但是，在进行干预之前，还有几个问题必须问。

我问道，端端现在看起来比较虚弱，最近有没有做过什么检查？有没有发现什么问题？潘女士说，由于经常去医院，所以几乎能做的检查都做了，都没有发现任何问题。但去看中医，总是被诊断为先天不足、各种疾病伤了元气、肾虚、阴盛阳衰等等，吃过很多中药，也没有补起来。我又问，你相信中医的那些说法吗？潘女士说，很相信，因为她爷爷是著名的中医，对整个家族的健康理念影响很深。我接着问，你先生对孩子的情况怎么看？潘女士脸色微变，似乎有点生气地说，他经常不在家，即使在家，也不怎么管孩子，还总是说孩子没什么病，有病也是被娇惯的，甚至我出差之后要他管孩子吃中药，他都不肯。我们在对待孩子的问题上，意见很不统一。我开始把提问转向端端本人，问：你自己觉得自己身体很差吗？端端的反应很有意味，连续嗯嗯了几声，说了句模棱两可的话：也许吧。

这次的咨询时间到了。我们约了下周的同一时间见面。母子俩如约而至。寒暄之后，我开始向潘女士提问：为什么端端的成绩那么好呢？潘女士几乎想都没想就回答说，因为我和他爸爸智力都还可以，中小学成绩都很好，而且都上了名牌大学，他遗传了我们的智力。听得出来，潘女士对这一点相当自豪。我又问，你和你先生身体情况怎么样？潘女士回答说，也很好，夫妻两人现在都还分别是单位足球队和乒乓球队的运动员。

接下来的问题就有点挑战性了。我问，为什么端端在身体健康上没有遗传你们的特性呢？潘女士说，因为他早产，所以健康状况受到了损害，虽然基因层面是好的，但没有在子宫里很好地发育。我反问道，那早产为什么没有影响到端端的智力呢？按照道理说，智力也会受到影响啊？潘女士似乎从来没有想过这个问题，所以一时不知道该怎么回答。

大家沉默了一会儿，接着我开始“演说”：我最近读了一篇发表在世界顶级医学杂志上的研究报告，作者对28000个早产儿的生理、心理指标做了精确测量和统计，并且跟同龄非早产儿进行比较，发现早产儿的生理、心理机能明显优于非早产儿。所以医学家们猜测，也许是因为早产儿更早地来到这个世界上，所以身心更容易适应这个跟子宫完全不一样的世界。医学家们甚至还因此建议，以后我们不应等到“瓜熟蒂落”那一天，而应该统一提前两个月，把孩子从妈妈肚子里拿出来，以便让他们更早地经风雨、见世面。

听我说这些的时候，潘女士脸上不时出现怀疑的表情，但看我说得极其严肃认真，就陷入了沉思之中。我知道，有些重要的变化开始在她内心发生了。再看看端端，他对这个研究似乎也很有兴趣，我非常理解这种感觉。一个受尽疾病困扰的、青春期的男孩，突然听到一个说自己先天不仅没有不足，反而“先天过人”的“平反”消息，一定无异于听到了上天安慰的声音。

潘女士问，那孩子的身体情况怎样才能变好呢？她该怎么做呢？由于这次的时间又到了，我说我下次回答你。一周后再见面，我的第一句话就说，上次给你说的那个所谓研究报告，是我乱编的，我根本没读过那样一篇文章。潘女士立即变得有些恼怒，把头扭过去不看我，但过了一会儿转过头来，面露微笑，边笑边说：你这个做医生的可真有点“坏”啊。我也跟着哈哈笑了起来。

我解释说，我之所以编这样一个“报告”，是因为我想说明这样一个问题，就是同样的一件事情，你可以这样利用它，也可以那样利用它。具体到端端身上，就是你可以“利用”早产作为他身体虚弱的原因，也可以

“利用”早产来证明他比一般人更加健康。一念之差，结果迥异。潘女士反问，难道你的意思是说，端端本来没什么问题，是因为我总觉得他有问题，然后他就真的有问题？

我没有直接回答这个问题。我也反问道：你在单位上班，如果你碰到一个领导总是认为你工作上又笨又懒，而且天天都表示出希望你变得又聪明又勤快，几年之后，你会变成什么样子？潘女士想了想说，那我一定会变得更加笨、更加懒，不这样对不起他对我的看法啊。话音一落，治疗室里就响起了笑声。三个人的笑声，最响亮的笑声来自一直在旁边很少说话的端端。

我说该做一下总结了。第一，以后如果经过各种现代医学手段的检查，都没有发现端端有什么病，那我们就一起坚决地相信他是健康的。至于中医那些说法，是从另外一个角度看问题，我不太懂，所以我们暂时放一放，你们同意这一点吗？端端立即说同意，潘女士略微迟疑了一下，似乎有点“不舍”，但随后就爽快地说，我同意。

我又说第二点，从今天开始，只要不是被现代医学检查出有病了，端端绝不吃任何药物，包括所谓的“补药”；鼓励端端大胆地去做其他同龄孩子都做的一切事情，如打球、游泳、吃冰激凌、吃麻辣烫等等。话音未落，端端站起来高呼：太好了！同意！我心里略微一酸，知道他在这些方面实在是“憋”得太久了。估计潘女士内心的酸痛更多，因为我明确看到她的眼睛红了，眼眶里有些晶莹的东西在折射治疗室的灯光。

我约好一个月之后单独跟潘女士谈。再见到她的时候，我已经不太相信这是我大约两个月前见到的那个焦虑不安的母亲了。举止从容、表情淡定，很符合她受过良好教育、身居重要工作岗位的知识女性身份。她条理清楚地告诉了我以下事情：由于夫妻在对待孩子的事情上达成了一致，所以家庭气氛变得很和谐；端端丢掉了“病人”的身份，身体状况越来越好，每周至少踢两次足球，球艺看涨，受到同学的欢迎，人际关系自然也极大地改善了。

说完这些，潘女士表情严肃地说，我知道你们会保守来访者的秘密，但不必对我们这样做。我希望你能把我们家庭的故事告诉天下所有的父母和孩子，让他们明白，大家都不要把自己想象出来的疾病和虚弱，像咒语一样强加给他人。我听了肃然起敬，郑重地回答说：我会这样做的。

别说太正确的话

某人在知道地球是圆的之后，就每天走在大街上，反复地对他见到的每一个人说“地球是圆的”。不久，这个人就被强行送到了精神病院。

此人所说的虽然没错，但如果这些没错的话被过度重复，这种做法本身就是有问题的。事实上，我们经常会碰到永远说着正确的话，并且不断重复那些话的人。比如领导对下级，父母对孩子，等等。遗憾的是，这些人由于各种原因没有被送去治疗。

这些人说太正确的话，是有原因的。首先，是因为他们不自信。如果说一些具有原创特点的话，他们担心会出错，会被别人抓住把柄。所以，他们就把那些完美无缺、滴水不漏的话当成自己的话来说，用来增加自己可怜的自尊。

其次，这些人有天生的虐待他人的倾向。人与人打交道，最重要的是情感的交流。但这些人因为想虐待别人，又怕别人不乐意，就变着花样来干。说太正确的话，就是他们虐待他人的方式。因为这些话的特点是，说的人越说越高兴、越过瘾，听的人越听越难受，最难受的是，不舒服了，连反击的可能性都没有。这一点说明，说太正确的话的人，说那些话不是他们的目的，让人难受才是他们的目的。

有一次在餐馆吃饭，我的邻座是一老一少父子俩，儿子大约十一岁。在吃饭的一个多小时时间里，我听到父亲对儿子翻来覆去、变着花样说的，实际上就是一个意思：你学习不刻苦、不用心、不卖力。儿子听着难受，想方设法要转移爸爸的注意力，但爸爸总是抓着这个问题不放。最后那男孩低着头，饭也不吃了。爸爸还貌似语重心长地说，不要别人说了你的不好就不高兴，要勇于承认自己的缺点，并且勇于改正，良药苦口啊。

我体会了一下这个做父亲的感受，大约是这样的：儿子一天天长大，自己越来越落后。如果不能给儿子说点什么，显然是没有面子的事情。一定要说些什么，就说一些永远正确的话吧。在学习应该努力、应该刻苦这方面，大约没有人已经做得完美无缺了吧，所以说这个是没错的。在这种情形下，说什么已经不是太重要，关键是要说，于是就把那些正确的废话反复地说了出来。仔细想想，这样的人也很可怜的。

明代哲学家张岱说："人无癖不可与交，以其无深情也；人无痴不可与交，以其无真气也。"意思就是不要跟没毛病的人玩。那些总是说太正确的话的人，就是显得没毛病的人，跟他们打交道除了把自己累死、气死，估计不会有别的结果。

现代心理学认为，永远说正确的话，是自我保护的一种方式。自我保护当然没错，但是，如果这种自我保护是以别人的痛苦为代价的，那就是个问题了。从实际效果说，总是这样保护自己的人，迟早会应了那句老话：搬起石头砸自己的脚。意思是，做了让别人难受的事情，自己迟早也会被别人弄得难受的。

正确与否，都是理智层面的东西，而人与人的交往，更多的是情感层面的。情感与理智多半是没关系的。在打开我们的感情闸门之后，就自然而然不会太在乎自己的正确与否，因为感情与正确和错误无关。只有在情感交流通畅的情形下，人才会免于孤独。至于情感交流之后的景象是什么样子，那自有其自然的规律，不管是什么结果，都是我们必须接受的。从最低的限度来说，情感交流之后的最坏结果，都比虚伪理性层面的施虐与受虐的关系要好。

以游戏之心，做养家糊口之事

人是游戏的动物。世间万事万物，都可以以游戏的态度对待和参与。

小孩子玩游戏的态度是极其严肃认真的。对他们来说，游戏本身就有着终极意义，他们在游戏中投入了自己全部的智力、精力和情感。游戏的结果，不管是输还是赢，都牵动着他们的全部神经。

对成人来说，游戏只不过是游戏而已。他们在游戏时抱着旁观者的心态，胜也无大喜，输也无大忧，不动感情，不伤筋骨，看起来十分潇洒自如。

成人这样的变化，实际上是一种退化。人慢慢长大，面对的事情越来越多，内心的焦虑也就变得越来越强烈。为了减少内心的焦虑，就需要采取一些办法，办法之一就是把遇到的事件分类，以便不同的事情不同对待。比如把事情分成严肃的和不严肃的，前者可以是事业、爱情、婚姻、友谊之类的，后者则可以是各种游戏。这样分门别类处理之后，会使一切看起来显得有条理一些。而且，在严肃与不严肃、投入与不投入、在乎与不在乎之间的转化，看起来可以使神经得到一张一弛的运动。

但是，这样的转化本身，就是很耗能的。想想有多少人在经历了游戏的周末之后，又要在星期一的早上上班，整整一周都在盼望着周末又一次到来中度过，就知道这样的转换有多么痛苦。

儿童游戏精神的丢弃来自教育。许多成人教育孩子的方式之一，就是让孩子把所谓“正经的”学习跟“不正经的”游戏分开，要求孩子玩的时候玩，学习的时候学习。久而久之，就造成了学习跟游戏的势不两立。这显然是成人把自己的焦虑传递给了孩子，并且还会在家族中一代又一代地传递下去。

有一个故事。一个人开始信仰上帝，他问牧师，可不可以在祷告的时候抽烟？牧师几乎有点愤怒地说，当然不可以。这个人想了一想，又问，那可不可以在抽烟的时候祷告呢？牧师听了高兴地回答说：当然可以。明白人稍微想一想，就知道这其实是一回事。估计家长们是不会允许孩子学习的时候玩耍的，但孩子可以在游戏的时候学习吗？

成人需要重新学习孩子的游戏精神。或者说，学习孩子不把世间万事万物分类成游戏和非游戏。一切皆游戏：工作、生活、爱情、婚姻。也许成人在说到游戏的时候会有不严肃的意味，但是不要忘了，当我们还是孩子的时候，游戏可是天底下最严肃的事情。把游戏看得不再严肃，是成年人的疾病。

如果人生如游戏，那这场游戏也是有境界之分的。最低的境界是，把人生的一切都看成是严肃的、不可游戏的。这样的人一定长着一副偏执的面孔，有着僵硬的身体，整个精神世界一片荒芜凄凉。

稍高一点的境界是，把学习、工作之类严格跟游戏分开，一时拼命学习工作，一时尽情玩乐，并且有意识地让游戏变成恢复在严肃类事情中所消耗的体力和精力的过程。这样看似高明，实际上高明不到哪里去。按照佛教的说法，这还是在“有分别之心”的低境界。形象地说，这样的人过的是这样的生活：一段时间生活在天堂，而另一段时间生活在地狱。一年到头总在盼望着节假日的，就是这类人。

最高境界是，内心不再有游戏和非游戏之分。以游戏之心做养家糊口的事，也以做大事之心游戏，心神不再因事而分离，耗能自然减少，疲惫不堪的情况就会较少发生了。

设想这样一幅场景：周一早上起床，先把自己弄得神清气爽，然后赶到办公室，心里大约估摸一下以后五天要处理的所有的麻烦事，就像游戏高手审视某一关的难度一样，随后精神一振，暗自窃喜，越麻烦越好，要不怎么能显示俺的水平？

可以想见，在这样的游戏中，五天的游戏式工作是很容易过去的。而且对于游戏人生的人来说，几乎唯一的遗憾就是：人生会因为太轻松、太幸福而显得太短。

有希望就可能拥有一切

受过医学训练的人都知道，大脑的生物化学变化，是产生行为、情绪和认知方面变化的物质基础。这是物质决定精神的一个很重要的证据。反过来，精神的变化也可以导致大脑的物质基础变化。举例来说，一个人受到重大创伤性事件的刺激，如车祸、亲人死亡等等，就会长期处在抑郁、紧张的状态中。如果用一种精密仪器进行检测，这个人大脑的生化状况已经被来自外界的心理刺激改变了。

外界心理刺激可以改变大脑的物质基础，这是一个非常重要的结论。这个结论意味着，我们如果总是给人好的心理刺激，大脑的物质组成就会朝好的方向发展。这也就是心理治疗为什么会产生跟药物治疗一样好的效果，甚至效果更好的科学解释。

良好的心理刺激也可以是自己给自己的。比如，即使在很糟糕的环境下，别人无法对我们施与援手，我们自己也无计可施的时候，我们不管怎样，至少还可以给自己一个极其重要的礼物——希望。

希望不是物质的存在，它看不见、摸不着，但可以产生实实在在的力量。所以，它有时候跟物质的存在也没有什么区别。有人说，用希望这样虚无缥缈的东西来振奋精神，总有点自欺欺人的味道。这些人忘记了，一切精神活动都可能是虚无缥缈的，但并不等于精神活动对人类来说可有可无。

总是让自己保持希望，就相当于总是给自己的大脑以良性的刺激，大脑就会处在有利于良性情绪产生的状态中。良性情绪会导致良性认知，也会导致良性行为，所以内心有希望的人会心情愉快，看待事物乐观，行为从容而有条理。在这样的精神状态下，又有何事不可为？

相反，没有希望完全就是另一回事。即使外界的情况不是很糟糕，容易丧失希望的人也会主动放弃努力，从而错过一个又一个改变处境的机会。在结果变得最坏的时候，他甚至可能会说：我当初就知道，情况肯定会变得这样坏的。他不知道的是，恰好是当初他所谓的“知道”使他失去了希望，也失去了由希望所推动的振奋的精神，才使结果如此之坏。

在医学上，有很多希望创造奇迹的例子。比如对癌症患者的治疗。统计资料显示，对活下去抱有希望的患者，比丧失了希望的患者，存活的时间长得多。在这样的例子中，希望所起的作用是：让人心情愉快，这可以增加人体的免疫力，使患者能够积极主动配合医生采取的医疗措施，等等。

此外，我一直固执地认为，我们对希望带给我们的好处还不能完全知晓。我不是一个有神论者，但我相信大自然从开始到永远都会照料我们人类，就像万物都沐浴阳光一样，使我们的心灵沐浴在希望的阳光中。

有希望就可能拥有一切。或者说，即使我们什么都没有，只要我们有希望，那我们就不是真正的穷人。

吃，也是一种“示弱”的状态

在人的所有习性中，没有比吃更能表明人的动物性了。不管是不是绅士、淑女，也不论他或者她如何严格遵守餐桌上的礼仪，吃喝都应该算是一件不雅的事情。就那样把液体的、固体的、半固体的、各种颜色的、荤的素的、形状不一的、大小不等的各种物事往鼻子下面那个被称为嘴的肉洞里塞，然后还要用起着磨子作用的几十颗被称为牙的东西将那些事物碾磨、混合均匀，当然还要添加唾液等暧昧的物质，其过程之拖拉、烦琐和黏糊，想想都让人觉得难受。从这一角度看，人远不如他们自己制造的手机：这个精致的小东西的某一处有一个更加精致的小孔，在其中插入一根清清爽爽的电线，它只需安安静静地躺在那里，若干时间以后，就优雅地“吃饱”了。

尽管不雅，不吃不喝也是不行的。跟手机充电相比，人的吃已经远远超出了获得能量的范围。在阶级社会中，一个人能够弄到什么东西吃，跟他有多能干大有关系。吃得好不好，事关其地位、身份甚至尊严。

既然吃跟自尊等有关，通过吃来满足自尊就是一件很正常的事情。典型的表现是吃珍稀动物。珍稀动物在营养学上是否就有特殊价值，已经并不重要，重要的是，在想象层面，将因稀而贵的动物吃进肚子里，会使自己也沾染些独特和珍贵的特质。这种想法衍生出来的逻辑就是：人是不珍贵的，只有吃了珍稀动物人才会变得珍贵。

表达极度的情感，也常常用吃。女对男说，我爱你爱得恨不得把你吃到肚子里，而且说的时候还做龇牙咧嘴状。在一切与爱情有关的山盟海誓中，这种表达最具有爱到极处之后要跟对方同归于尽的特点，因为吃人是犯法的。

有趣的是，对最恨的人也会用吃来表达情感。比如，“壮志饥餐胡虏肉”。吃吃倒罢了，还要在饿的时候吃，那才吃得更解恨。

有人做过研究，组成人的所有化学元素，大约经过五年就会全部换成新的。也就是说，此时的你，跟五年之前的你相比，已经是由完全不同的物质组成的。假如你可以活一百岁，你就会这样变化二十次。这可是真正的脱胎换骨。组成此时那个新的你的物质，全都来自你最近五年吃的东西。一个有趣的联想：如果你最近五年吃了很多北京烤鸭，那么，在一双很科学的眼睛里，你可能就会被看成是摇摇摆摆走路、嘎嘎乱叫的鸭了。以此类推，你可能会被看成猪、牛、羊、马等等。

醉翁之意不在酒，食客之意也不在食。即使是对刚刚出生的婴儿，吸吮乳头也不仅仅是为了吃，还为满足亲密感和安全感的需要。一个科学实验：将一只小猴子放入一个笼子，笼子里有一只用铁丝做成的母猴，它的胸前有一只奶瓶，还有一只用绒布做成的母猴，胸前没有奶瓶。实验结果是，小猴饿的时候会去吸铁丝猴胸前的奶瓶，大多数时候，却会依偎在绒布母猴身边。这个实验证明，有奶并不就是娘，或者说，吃并不是世界上最重要的事情。

吃是一种满足本能的状态，从这个意义上来说，几个人一起吃饭，实际上是相互看着对方满足本能需要，所以也是一种相互“示弱”的状态。这相当于对他人说，我也是人，我也有人的基本需要，等等。因此吃饭的气氛经常会是轻松安全的。当然，鸿门宴之类的饭局不在此之列。如果一个人一辈子都吃的是鸿门宴，他这一辈子的长短就很让人担忧了。

好吃还可以是一个人的基本美德。因为每个人嘴的运动总量大约是相等的，一个人嘴部运动如果大多奉献给了吃，那他就自然不会用那张嘴叽里呱啦地向他人施虐了。对于饶舌、啰唆和爱好传播流言之人，最好的治疗莫过于用食物把他们的嘴填满。

吃如其人，也许比文如其人之类的更加深刻。我们吃着吃着，就把大自然中的物质装入了我们的身体，或许还把大自然的精神装入了我们的心灵。从这个意义上来说，吃是我们与天地融为一体的努力。

亲情与爱情都应该加入友情的品质

人与人之间的情感链接大约可以分成三种：亲情、爱情和友情。

亲情是建立在生物学基础之上的情感，具有不可超越的“深刻性”，所谓“血浓于水”，说的就是这个意思。但是，血虽然浓于水，并不表明在任何时候“浓”一定就比“淡”要好。在无数的亲情中，往往由于过浓的情感，导致了身处其中的人没有了自由，心理受到严重的禁锢与伤害。现代心理学认为，严重的精神疾病，就是在亲情中遭受创伤的结果。而且，基于血缘的亲情具有不可中断性，这构成了亲人之间可以“肆无忌惮”的前提，意思是：我不管怎样对你都可以，因为不管怎样都改变不了你我是亲人这一事实。很显然，这种没有边界和规则约束的情感是危险的。

爱情，以及作为爱情的延伸的婚姻，在某种程度上也具有亲情的“不可中断性”。没有人是为了离婚而结婚的。爱情中的山盟海誓，有合同属性的结婚证上没有注明的有效期限，婚礼上收到的白头偕老的祝福，都使婚姻蒙上了“永垂不朽”的欺骗性色彩。“为所欲为”就成了一些人在这种关系中的基本准则。当爱情褪色，伤害日深，婚姻“合同”的有效期就被置于讨论的地位，结果不管怎样，情感的品质都要大打折扣了。

友情，一开始就比亲情和爱情要平淡一些：它既没有亲情的生物学基础，又没有爱情的生物学加社会学基础，明显“先天不足”。而且，维持它是有条件的，当这些条件不复存在，终止它也比终止亲情和爱情（婚姻）简单得多，“后遗症”显著轻微。相对而言，这是一种很潇洒的情感链接，既可以浓如血，也可以淡如水。在友情中，你可以说“我醉欲眠卿且去，明朝有意抱琴来”，你的朋友不会有丝毫不满，他该去就去，该来就会再来。如果这话是对亲人或者情人说的，那你就需要事先准备好应付铺天盖地的道德谴责，或者不知来自何处的掏心拳与封喉掌。

有人评论弗洛伊德，说他发明的心理治疗，每次五十分钟，总次数也事先约好，是他对世界做出的最伟大的贡献之一。因为他设置了一种可以终止的关系，这种关系可以恰当地“压迫”身处其中的人遵守基本的人际规则，并且有成长的紧迫感。这真是高人对高人的理解和评判。

很多科学研究证明，家庭成员之间的高浓度情感表达，会导致心理障碍的发病率显著增加。人真的是这样一种动物，没有情感，会被“饿”死；情感太多，会被“撑”死；不多不少，才是最好。从这一点来说，亲情与爱情都应该向友情靠拢。

亲情如果具有了友情的品质，就不会浓得让人窒息。这个世界上最让人伤感的事情，莫过于发生在亲情中的这样的哀叹了：我为你呕心沥血，你却还恨我。有这种感觉的人需要明白，正因为你呕心沥血制造了太高的情感表达，所以对方才恨你；他恨你要把他“浓”死！

爱情中也应该加入友谊的品质。如果你想到爱情会褪色，你就自然会想办法维持它起初的颜色；如果你的结婚“合同”上有时间期限，你也会时时想到怎样能续签这个合同。目标一旦确定，相应的言行就不会乱来了。

以善意之名，行恶毒之实

一些原始形态的药物，如蛇胆、黄连等等，入口不佳是不争的事实。在药品加工技术不发达的过去，人们为了对抗疾病导致的更大的苦头，宁可忍受这些药物带来的较小的苦头，实在是明智之举。但是，在胶囊或者糖衣片出现之后，各种苦头被伪装、包裹起来，服药时就不必再做皱眉、撇嘴、翻白眼等痛苦状了。取而代之的是如服仙丹般的优雅，左手持药，右手持水杯，一低头、一仰脖子之间，极苦之药就潜入腹中。病能不能治得好已在其次，反正良药已经到位，受虐过程已经完成，这颗心总算可以放下了。

相信一定有这样的性情中人，宁可病死也不服苦药。至少几乎所有的小孩，都有这样“宁为玉碎”的英雄气概，而成人就是另外一回事了。人慢慢长大，就难免沾染些委曲求全的习气，明知是苦头却硬要吃，虽然也是为了吃小亏占大便宜，但总免不了有苟且偷生的嫌疑。

有些好药是苦的，但并不是所有的好药都苦。甘草、罗汉果等等，就甜得令人喜爱。“良药苦口”四字，潜藏着“只要是好药就苦”的暗示，显然是犯了以偏概全的逻辑错误。

拿苦口良药做引子，是为了引出“忠言逆耳”的训诫。此言之流毒祸害，可以用惨烈二字来形容。

与良药苦口一样，忠言逆耳暗含忠言必然逆耳的谬论，被蒙蔽者于是就有了“语不伤人死不休”的抱负和行为。在中国古代，不少向封建统治者进言的人，只管自己所说是不是逆耳的忠言，甚至只管是不是逆言（因为逆言必忠），而不管别人听不听得进去，以至于人头落地了还不知是怎么回事。

还有一个例子，就是父母对孩子。一些内心充满焦虑、全无幽默感的父母，一跟孩子说话就挑孩子的毛病，似乎不这样就显示不出自己爱孩子。最后，逆耳的忠言就造就了一个又一个缺乏自信的孩子。据统计，我国目前有学习困难的孩子，其中只有极少数是智力障碍导致的，绝大部分是父母和老师不良态度“制造”的。这一点真的不难理解，一个成年人，应该算是“皮粗肉厚”了吧？但如果你的单位领导总给你用“忠言逆耳”的套路，你能够工作得好吗？孩子“细皮嫩肉”的，老在“逆耳忠言”的恶劣环境中生活，成绩不好已在其次，更严重的后果是人格都会变得猥琐和扭曲。

学生要取得好成绩，是很需要一点人格上的“狠劲”的，因为从某种意义上来说，考试是对学生的智力和人格强度的双重考验。仅仅有好的智力，而没有战胜一切困难的勇气和力量，是不可能面对老师处心积虑的“刁难”的，而逆耳忠言恰好会打压和破坏这股人格上的“狠劲”。

所谓逆言，不管从形式上还是从内容上来说，都可能是恶意的。形式上的恶意已不必多言，一个“逆”字已经把令人不快的效果描述得干净彻底。内容上的恶则较为隐蔽。举个例子，同样内容的话，一个人可能会说得温和委婉，另一个人却说得声色俱厉，后者的话里多出来的情绪内容，实际上是他自己内心深处积淀下来的，与他此时此刻所说的事件和针对的人物无关。如果他把这样的“积怨”找件小事情以“忠言逆耳”的名义对封建君主发泄，这样的行为就有一个现成的名字，叫作“找死”。

逆耳之言之所以不太被人听得进去，除了它可能暗含恶意之外，还有一个原因，就是面对逆言对自己自尊和自信的攻击，任何人都有本能地保护自己的倾向，保护的方式就是让这些逆言全不入耳。而温和的语言则不会激活人的保护本能，所以能够更好地渗透到他人心中，并产生所希望的影响。

弗洛伊德说，自从精神分析创立以后，父母打孩子就不再有任何合理的借口。“逆言”，其本质是对他人实施情感上的殴打，这比肉体上的殴打更恶劣。心理学的研究表明，儿童时期遭受“逆言”的情感虐待的人，成年后会自己对自己实施躯体虐待，如自残、酗酒、吸毒等等。这一点可以这样理解：一个人如果总是生活在恶言恶语中，他就会潜移默化地认为自己不是一个好的和有价值的人，所以他需要通过虐待自己来惩罚自己。从形式上来说，还有一种自虐的方式。表面看起来没什么大问题，实际上杀人于无形。这就是司空见惯的自虐式工作——超长时间地工作，超负荷地工作。想想那些英年早逝的人，你就知道原来自杀也可以如此隐蔽和“光荣”，隐蔽到连自己都不知道的程度，“光荣”到千万人为他们的“自杀”叹息和喝彩。

如果一定要给“忠言逆耳”找个反义词，想来想去应该是“重话轻说”比较好。能够把重话轻说，至少需要两个条件：

一是智慧。傻瓜大脑结构简单，无法对语言进行温和化的加工，说出来的话自然就逆耳。而且，聪明人都知道，温和的建议比恶言恶语更容易被人接受，使用明知道没有什么效果的方法，就像用筷子舀汤一样，也是智力至少在 80 分以下的表现。

二是勤快。懒人一懒百懒，不愿意费劲去多想，想什么就说什么要省事得多。

一个人的人际环境，很大程度上是他的语言制造的。如果一个人总是以逆言处世为人，他的人际关系肯定好不到哪里去。而一个人如果总能重话轻说，那就意味着他时刻在呵护他人，作为回报，他也会得到很多温暖的呵护。

对待疾病的心态，是疾病的一部分

人生之旅，注定要走过一些由疾病组成的山脉与河流。对一些人来说，山要低一些、河要窄一些；对另外一些人来说，山是险峻的山、河是宽大的河；而对于更少数的人来说，他们一生都可能处于某种或者几种疾病的状态之中，这样的旅程，就全无平坦的大道可走了。表面看起来，疾病是一个铁定的事实和真相——它就在那里。很多疾病，会造成肉眼可见的器官或者组织的损伤；另外一些疾病造成的损伤，需要用特殊仪器才能观察到；还有为数不少的疾病，它们造成的损害是到目前为止任何先进仪器都无法检测到的，但是它们所制造的痛苦、恐惧和哀伤等等，能够被当事人清晰地感觉到。

所以，用否认疾病的存在来逃避疾病，不是明智之举。有时候，这样做甚至是危险的。我曾经说女孩的痛经是由心理问题引起的，引起了不少女孩的抗议。她们误认为我在否认痛经的痛苦。这使我不得不辩解：痛经的疼痛是真实的，但它的原因多半是心理上的，这样的理解可以引导我们去消除导致痛经的心理原因，从而消除痛经带来的真实的痛苦。

但是，疾病作为真相，仍然有许多可以质疑的地方。比如癌症。同样部位、同样恶性程度的癌症，对不同的人来说，真的就有不同的预后。这当然与个人体质、营养状况、医疗条件等多种因素有关，但是，我们永远不能忽略的是，还与这个人的人格或者说心态大有关系。现代医学已经把一个患者对待疾病的心态，当成其疾病的一部分。

首先，从发病原因来说，几乎所有疾病的产生（也许纯遗传学疾病除外），都有或多或少的心理因素参与其中。比如病毒性感冒，看起来跟心理因素没关系，但是，没有人会否认，一个人如果长期处于抑郁的情绪中，免疫系统功能下降，感染病毒并发病的可能性自然会增加。

其次，生病之后面对疾病的态度，直接关系到对疾病所采取的行动：悲观者也许选择放弃，乐观者可能选择反抗。

最后，不同的心态导致的后果自然也不一样。一项针对高血压病人预后的研究报告显示，病后做心理治疗的小组成员的 10 年死亡率，仅仅是没有做心理治疗的小组的一半。

有人统计，在综合医院看门诊的 70% 的病人，应该同时去看心理医生。这个数字真的是很大了。遗憾的是，真正去看的人，估计连千分之一都不到。无数人在面对疾病的时候选择了做“孤胆英雄”，放弃了寻找专业帮助的宝贵机会。

所谓人生的真相，对每个人来说都是不一样的，所以，这样的真相很让人怀疑。疾病也是一样，疾病的真相或许的确有那么一部分在那里，但还有一部分并非真相，而是每个人的内心世界建构出来的虚幻。

英国精神分析师比昂说，心理治疗的目标，就是要把无限变成有限。这个原则用在对躯体疾病患者的心理治疗上，就是要把疾病对人看似无限的影响，缩小到有限的程度。

《爱的功课》这本书，呈现出在专业人员帮助下，疾病的影响是怎样被有限化，或者说怎样被限定在一个最小的范围内的。当划定了疾病不可能完全没有的最小活动范围之后，我们就在更大的范围内获得了健康和自由。

人的一生，也行走在有限与无限之间。对小孩来说，生命好像可以长到无限的程度，慢慢长大之后，就能感觉到生命的有限了。这个变化是成熟的一部分。还有人生中的那些事情，年轻的时候，觉得自己可以做很多事，不再年轻的时候就会感到，人一辈子做成一两件事就已经很不错了。

如果一定要找一种需要从有限到无限的事情，我选择这本书涉及的主题：爱。从爱自己到爱别人，从爱亲人到爱朋友，从爱健康的人到爱病人。所有这些向无限行走的方向，直接就等于一个人人格的成长方向。

在这本书里，我们看到的就是：疾病向后退，退到有限；爱向前走，走向无限。有这样的人生，在那无法逃避的大限来临之时，我们可以无悔。

你没有生病

一年三百六十五日，日日是好日。为了增加生活的动感和层次感，人们还把某些日子，如生日、各种节日等赋予特殊的意义，使它们比别的日子更加好一些。遗憾的是，我们同样还有意无意地使某些日子变成了坏日子。这些坏日子散落在一年中，肢解了本应该流畅而自由的生活。

翻开中国的皇历，吉日与凶日交替出现。相信这些说法的人，自然不会在凶日里做不应该做的事情。严格遵守这样的规矩，一年中的很多日子几乎就什么都不能做了。庆幸的是，在现代社会，遇事必查皇历的人越来越少。但是，还有一些没有科学依据的禁忌，仍然在影响着很多人的生活。

在临床上，可以见到很多经期不适的女性，具体表现是腹痛、腰痛、头痛、食欲不振、情绪恶劣等等。这些症状在相当多的女性身上表现得十分严重，以致对生活和工作造成了重大影响。考察这些女性的生理卫生知识，多数都认为经期是一个特殊的时期，身体抵抗力下降，容易生病，所以不能吃辛辣生冷的食物，不能接触冷水，不能运动，等等。这些看法总结起来就是一句话：来月经就是生病了，就要像对病人一样对待自己。

这样的观点显然是错误的。月经并不是疾病，而是正常的生理现象。成年女性五分之一的时间处于经期，如果认为这是疾病，那病得也实在太长了一点。在禁忌的淫威下，健康的生命历程被子虚乌有的疾病之刀切割得四分五裂，经期各种莫名其妙的禁忌本身，就是导致经期各种痛楚的罪魁祸首。那些禁忌携带了这样的暗示：你现在病了，所以需要特别小心；如果你还是像平常一样生活，那就会患特别严重的疾病。在这样的暗示下，本来健康的身体就需要做出病理性的反应，那些查不出器质性病变的疼痛就是这样来的。

如果一个女孩在经期严格遵守那些禁忌，就相当于每个月有那么几天逼迫自己处在“不正常的”环境中，这种正常和不正常环境的快速转换也可以是致病源。如此循环往复，以至于很多女孩在预感到月经要来的时候，身体就出现疼痛之类的反应。

要解决经期不适的问题，可以分两步走。首先是调整认知，把经期是疾病的观点，换成经期是完全健康状态的观点。其次是制造一个跟没来月经时一样的生活环境，想吃什么吃什么，想做什么做什么。这一正常的生活环境包含了极其强有力的宣言：你并没有生病。

曾经跟一个德国护士聊过中国女孩在经期的所谓“保健意识”。她听了以后很不理解。她说，她本人在经期没有任何特殊注意事项，比如想去游泳就去，只不过需要使用内置式卫生巾而已；至于经期吃冰激凌，更是很经常的事情，从来就没有过什么经期不适。

越是原始的、落后的社会，禁忌就越多。在这样的社会中，有知识的人就是那些知道更多禁忌的人。“你不能怎么怎么”成了他们炫耀自己的经验和控制他人的法宝。随着科学和社会的进步，他们的法宝不会再有效。因为我们现在知道，很多曾经被禁忌的东西，恰恰是我们的健康所需要的。我们还知道，如何把被禁忌肢解的生活，用正确的知识重新整合起来。

过度期望就是施虐

一个人被他人期望成为一个什么人、取得什么样的成就，或者处于什么状态，一般来说是一件愉快的事情。因为这表示你不是孤独的，有人关心你，而且还明白无误地传递了一个信息：他人很看得起你，这显然可以极大地满足你的自恋。这时你就像被信任的原始股票一样，被持有者期望着天天涨停。

但是，被过度期望就不是一件愉快的事情了。过度期望本身就是一种巨大的压力，可以使你的身心都处于应激状态。从本质上来说，给予他人过度期待，实际上是向他人传递自己的焦虑的一种方式，简单地说就是推卸责任。比如，你跟你的朋友在山里碰见一只老虎，然后你的朋友对你说，我很看好你哦，你一定打得过老虎的。说完，他就躲到一边去了。很显然，他在用对你的期望使自己置身事外，把所有的焦虑、恐惧都放在你的肩上。在这个极端的例子中，期望变成了谋杀。

日常生活中的过度期望当然不足以构成谋杀，但足以成为施虐。父母期望孩子成才，妻子期望丈夫赚更多的钱，老师期望学生更有成就，老板期望员工更加努力，这些无处不在的期望一旦过度，就变成了虐待，虐待的程度跟期望的大小成正比例。我们经常可以看到的是，很多亲密的关系，最后被强烈的期望拆解得四分五裂。

在期望的背后，隐藏着不满意。期望不太大的时候，不满意的程度也较小，所以不容易被察觉，也就不太容易造成伤害。随着期望的增加，不满意也就增加了，当增加到一定程度时，就可以被察觉，就可能造成心理上的伤害。

从深层心理学上说，一切过度的期望，在潜意识层面都可能包含相反的内容和作用。例如，一对毕业于著名大学的夫妻，很希望他们的孩子也学习成绩好，能够上他们当年上过的大学。从孩子很小的时候，他们就为实现这一理想做出了很多努力。遗憾的是，孩子小学的时候成绩还可以，初中就变得不好了，高中时成绩更差，最后高考成绩本科线都没达到。通过深入分析发现，这对夫妻潜意识里有很多对堕落、失败、无能的恐惧，这些恐惧以“期望”的名义传递到孩子身上，孩子被动地接受了，就如父母潜意识之愿，把自己变成了一个不成功的人。简而言之，所有过度的期望，最后都会使事情朝相反的方向发展。

一个愿意自己承担责任的人，不会对他人有过度期望，也就自然不会用期望虐待他人。而一个人能够承担责任的基本前提，就是他有充分的自由；奴隶不必承担责任，因为奴隶没有人身自由。如果一个人被他人过度期望，他就变成了他人期望的奴隶，他活着的目标，只不过是满足他人的期望而已。很显然，过度期望在这里直接抹杀了一个人活着的价值。

怎样才知道期望得过度了呢？很简单，问一问被期望的人的感受就知道了。遗憾的是，如此简单的事情，却有很多人没有去做。因为他们在过度期望他人的时候，并不知道，也许是不想知道，他人也是血肉之躯，也会有不能承受的期望。在这种情形下，我们鼓励被过度期望者的觉醒，觉醒到可以对那些用期望施虐的人说：我也许永远不会像你期望的那么好，但我希望我能够做到像自己期望的那么好，这就足够了。

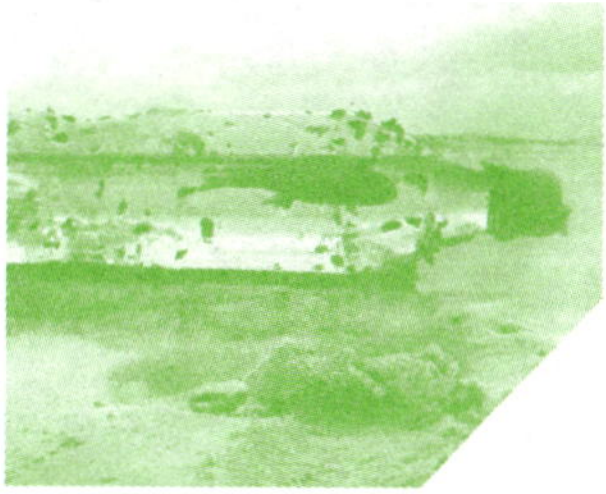

第二章

chapter two

改变命运的战争

改 变 命 运 的 战 争

有人估计，在这个星球上，五万年之内，大约有五十亿人活过了然后死去，还有五十亿人现在正在活着。不管是死了的还是活着的，还是将要死的，都有活得好的与活得不好的。在生与死之间，每个个体的任务，也许就是学习怎么好好活着。当然，这句话更恰当的说法亚龙也已经说过：学习怎么好好死去。

你有“无钱型人格障碍”吗

跟食色相比，人对金钱的欲望，肯定不能算是与生俱来的天性。三岁的小孩，在过年的时候会伸出手说“恭喜发财，红包拿来”，在红包到手之后，就会把钱扔掉，只留下红包来玩。对他来说，尽管钱也是纸，但其色泽、样式和不能装东西的特点，都不具有吸引力。

钱对成年人就不一样了。即使智商低到只有 50 分，也知道钱可以换取几乎一切东西。在对人进行分类的多种标准中，钱的多少，甚至比国籍、肤色、男女、美丑等更重要。比如在说到一个富人的时候，他有钱这个特点，往往会使人忽略除钱之外的一切个人的特点。

看着每天早上熙熙攘攘上班的人群，你可以相信，这些人全都是为了那个被称为阿堵物的东西。对没有上百万存款的人来说如此，对有一生都用不完的银行存款的人来说也是如此。对后者来说，虽然赚的钱可能不再直接跟他日常生活中的柴米油盐有关，但跟另外的东西有关，比如荣誉、地位或者消遣。

钱的名声一直都不太好，这也许是最大的千古奇冤。钱只不过是人所制造的所有金属品或纸品中的一种而已，却被赋予了太多的负面形象。只要是有它存在的地方，似乎都让人联想到贪婪、肮脏、黑暗甚至淫秽。很多人在摸了钱之后一定会洗手，这绝不仅仅是因为它在流通过程中沾染了太多的病原体，从潜意识角度说，更因为那些与钱有关的不干净的事件或者人物。

如果要为一个公正的世界选择一个公正的标准，我会毫不犹豫地选择钱。钱实在是天下最干净的东西。比如我至少在一百个不同的商店买过香烟，一手交钱，一手交货，干干净净，清清爽爽。但是，如果我在熟人开的商店买香烟，他可能少收我五毛钱，那我下次在路上见到他的时候，想着这五毛钱的好处，即使当天情绪低到海拔负几米，也要从面部肌肉中挤出一丝微笑来。这个例子很好地说明，是人与人之间的感情污染了钱，而不是钱污染了人与人之间的感情。

也许应该在心理疾病谱中增加一个诊断：无钱型人格障碍。在相对公平的社会环境中，一个人如果没有重大的先天缺陷，就应该能够赚到足以满足自己物质和精神生活的银子。所谓“无钱型人格障碍”的人的特点，首先是没钱，然后就是偏执、尖刻与懒惰。所谓穷酸穷酸，说的就是这类人。跟这类人打交道，你可以直接感觉到他们人格上的巨大变异或者空洞。

北大教授赵元任说：物质生活水平高，不一定就精神生活水平高；但是，如果物质生活水平不高，那精神生活的水平也高不到哪里去。这把物质与精神相互依赖的关系说得淋漓尽致。

对钱的态度，是一个人对这个世界态度的一部分。我们甚至可以说，考察一个人的能力和人格，没有比看他如何赚钱和如何花钱更好的方式了。如何赚钱直接反映了一个人的能力、见识与气魄，而如何花钱，甚至比如何赚钱能更精确地呈现其人格深处的“气味”。

曾经喜欢“粪土金钱”之类的豪言壮语。现在却觉得，一个人如果真的把金钱视为粪土，那他也会轻视其他珍贵的东西，如友谊、爱情甚至生命。金钱既然是生活的一部分，它就应该获得相应的尊重，而不应该被无辜地贬低。

相反的情形是，一些人把钱看成高于一切的事物，不惜一切代价追逐它。从深层心理学上说，他们追逐的不是钱，而是某种精神层面的东西，比如曾经缺失的爱与关注，等等。这是一个危险的游戏，因为替代物不过是替代物而已，如果不去寻找原物，一切努力都可能只有饮鸩止渴的后果。

极端的例子是那些被抓住的贪官。他们获得金钱的方式本身，就是一种心理疾病的“症状”。深层心理学认为，他们之所以犯法，就是为了被抓住并且得到惩罚。这是自我攻击的一种变异形式。健康的人会自重自爱，不会“勾引”社会或者法律来惩罚自己。

友人曾有惊人之语：凡是钱能搞定的事情，都是小事情。话说得极尽潇洒豪爽，令人敬佩。不过我还想补充一句，就是：在这个金钱的世界里，不管对有钱人还是缺钱人，都应该学会尽量不用钱去把大大小小的事情搞定；当钱归钱、事归事，两者之间有更清楚的界线时，人生就会变得简单清爽一些。

“恋母情结”不是恋母

如果是真的见了沧海，就不把其他氢氧化合物当成水，那也是可以理解的。问题是：你怎么知道你见到的一定是沧海？而且，海有那么多，你见到的海就一定是最大最美的吗？

现代人用“曾经沧海难为水”这句诗，表达的是对新事物的拒绝态度。想象一下，正在使用这句诗的人一定一脸的不屑：我都是见过世面的人了，你这个算什么。然后就自恋地沉浸在对沧海的回忆中，对眼前的事物视而不见。

人对自己既往生活中发生的事情的态度是很复杂的。即使是对既往发生的不愉快的事情的态度，也不单纯地只有拒绝和反感。比如，一个童年不幸的人，在成年后也会经常处于抑郁和哀伤的状态中，这相当于用这种方式建立跟童年的链接，有一种既然曾经沧海就要跟沧海永远在一起的悲壮的感觉。这样的人，对当下生活的快乐和幸福是不敏感的。

由此联想到深层心理学的一个几乎家喻户晓的术语：恋母情结。一般人以为，恋母是指想跟母亲发生亲密关系，如果真的仅仅是这个意思，那深层心理学的魅力就会大大减少。实际上，恋母情结指的是一个人的人格成长得不好，以至于把自己现实的和想象的人际关系，都局限在父母和自己组成的狭小三角形内，对外则声称“曾经沧海”。这是自我限定的一种形式。

举一个例子：一个十五岁的男孩去看心理医生。他母亲说这个孩子有三大问题：第一，肥胖，身高一米六五，体重却有九十公斤；第二，学习成绩永远都是班上倒数第一，从来都没有倒数第二过；第三，老是在女孩堆里玩，还声称跟女孩玩可以学到很多东西。这个家庭的情况是，父亲经常不在家，几乎就是儿子和母亲生活在一起。

这三种表现，在潜意识里都有点“曾经沧海”的味道。说明这一点的推理过程有点复杂。首先要引入一个伦理学的观点：人类社会的规则，都是建立在不允许乱伦的基础之上的。在这个家庭里，由于缺乏父亲在母子之间的“隔开”作用，使得母亲跟儿子过分“紧密”地生活在一起，这就会激发儿子的焦虑。为了不违背伦理规则，儿子就不得不想点办法，那三种表现，都是为了避免焦虑所想的办法。

首先是肥胖。由于长了一身赘肉，男孩子身上的突出物就变得不太突出了，这是消除自己性别特征的努力，目的是使自己在母亲面前不要太像一个男人，因为太像男人是危险的。假如这个家庭的父亲不缺席，这个男孩就不会用这样的方式对待自己。同时，让自己成为“肉球”，也是为了避免对同龄女孩造成诱惑，这相当于宣称：我曾经沧海，而且“正经沧海”，我对你们不感兴趣，我也要让你们对我不感兴趣。

第二，学习成绩倒数第一。同龄女孩多半会青睐成绩好的男孩，如此坚持倒数第一的位置，也是为了避免诱惑和被诱惑，使自己能够不被打扰地滞留在曾经的沧海里。

第三，老是跟女孩玩。几岁的男孩跟女孩玩都知道害羞，说明这样的男孩心里“有鬼”了，这是长大的标志。而这个男孩心里没有鬼，而有“病”。他心里原来是“有鬼”的，但为了对曾经的沧海保持“忠贞”，他把这些“鬼”都赶走了。

生活中还有很多例子，都跟曾经沧海的心态有关。比如部分事业上的失败，实际上是“潜意识地故意”导致的，目的是为了保证曾经的沧海拥有最大最好的地位。

要拒绝新生事物，没有比说“我见过比这更好的”更有效了；要拒绝成长，最好的办法也是永远使自己处在过去的经历中。这两种拒绝，有些是意识层面的，是我们可以察觉的；更多的是潜意识层面的，是我们在做，却不知道我们在这样做。

总的说来，如果我们没有看到或者不想看到更多的风景，就一定是过去的风景在我们内心占据了太大太重的位置。在新与旧、远与近、好与坏之间，每个人都要做出选择。

你的爱是对孩子最好的“挫折教育”

在教育界，“挫折教育”是经常被提到的话题。有专家认为，父母应该人为地设置一些所谓挫折，以帮助孩子提高将来在现实生活中承受挫折的能力。但是，这样的提倡本身就是有问题的，生活中从来都不缺少挫折，人为地制造挫折，特别是由父母来制造，可能会导致孩子的心灵软弱甚至破碎，最终不仅不会使孩子承受挫折的能力增加，反而会使他们连极小的挫折都承受不了。

要理解这一点并不困难。打个比方，武汉的冬天气温约在零摄氏度左右，但在过去取暖条件不太好的情况下，处处寒冷，家里比外面还冷，真的有寒彻骨髓的感觉。武汉一向以夏天酷热著名，但外人不知武汉的冬天也会如此难受。而在北方的哈尔滨，气温经常是零下 20 摄氏度甚至更低，在那里过冬天，却是一件很舒服的事情，因为屋子里有暖气。冷了，就在屋里待一会儿，然后再出门，就不会觉得那样的寒冷是一件很难忍受的事情了。

这给我们的一个很好的提示：只有储备了足够的温暖，我们才经得起严寒的侵袭；如果总是无边无际、从无间断的寒冷，那就无法承受得了，毕竟我们是人，而不是神或者机器。对心灵来说也是一样的，只有心灵得到了很多满足、温暖、幸福的滋养，它才能经得起挫折、严寒和伤害。对抗挫折的能力，跟获得爱的多少有关，而跟设计任何“训练项目”无关，或者说，爱是最好的“挫折教育”。

以下是一个例子。我们看看一个孩子的心灵是怎样被所谓挫折教育折磨得破碎不堪的。

一次，我去西部的一个省会城市讲学。讲学之余，邀请我去的朋友请我帮个忙，要我跟他的亲戚一家聊一聊。我一般会拒绝这样的要求，但经不起他的再三请求，只好答应了。在一个晚上，他的亲戚一家三口如约来到了我住的酒店房间。

寒暄之后，大家在宽敞的客厅坐下。我做了简单的自我介绍以后，这一家三口也介绍了自己：父亲肖先生，五十多岁，名校毕业，现在是某国有大型企业的总工程师；母亲周女士，显得较年轻，某高校教授；儿子小名虎子，17 岁，一所重点中学的高一学生。

在听到这男孩子的小名叫虎子的时候，我差点笑出声来，因为这孩子的外表和气质跟老虎实在相差太大——个子矮小、身形消瘦，简直有点营养不良，最关键的还是精神状况欠佳，坐在那里胆怯地缩成一团，都不敢抬起头来看我一眼。

接着，我让他们每个人说一下情况。母亲先开口，说虎子在幼儿园和小学里是很优秀的学生，经常是班上第一名，但上中学后变得越来越胆小，以至于不愿出门跟小朋友玩，害怕跟老师说话，学习上一遇到难题就慌张。现在的主要问题是考试，要考试的前几天就紧张，会吃不下饭、睡不好觉，担心自己考不好；在考场里就更紧张了，会手发抖、心跳加快、脑子一片空白，平时会做的题目也可能做不出来。考完之后成绩出来，肯定不理想。这样就加重了考前的担忧，恶性循环，越来越不可收拾，真不知道过两年高考会发生什么情况。说完，她就重重地叹了一口气。

也许是受妻子情绪的影响，肖先生先叹了一口气，才开口说话。他说：我们俩都受过高等教育，所以自然就希望孩子也能够上名校，将来有出息。从他很小的时候开始，我们就对他的教育很用心。我们知道，我们这样好的家庭出来的孩子，最容易被宠坏，养成娇生惯养、好逸恶劳、缺乏毅力的个性，所以除了在学习上对他抓得很紧之外，还十分注意培养他的意志品质。比如他要什么东西，我们不会轻易满足他，很多书上说，要延迟满足孩子的需要，要让他们适当体验挫折感，才能促使孩子尽快成长；节假日也不许他睡懒觉，而要他起床锻炼身体；要求他做任何事情都不能半途而废。

就上面说的最后一点，肖先生举了一个例子：虎子在六七岁的某一天，突然跟爸爸妈妈说要弹钢琴，肖先生夫妇当天下午就从音乐用品商店搬了一台回家。后来请了老师到家里教，结果没多久，虎子就不喜欢钢琴了，每次学琴时间都把门反锁，不让老师进屋。肖先生说，我和我妻子当时商量后一致认为，如果就这样听之任之，那以后学什么都会半途而废，这样的孩子有什么用？一定要让他学下去，是不是靠钢琴吃饭是一回事，更重要的是要培养他做一件事情善始善终的意志力。

他接着说，在这件事情上，我们骂也骂了、打也打了，各种手段都用尽了。比如我们总是给他看，甚至给他读各种媒体上一些音乐天才的报道，让他知道自己跟别的孩子的差距，知耻而后勇，见贤思齐，奋起直追，迎头赶上。但是，唉，很遗憾啊！很遗憾啊！

又说到学习。肖先生夫妇都认为，这比钢琴还重要，所以越发抓得紧，除了老师布置的作业，夫妇俩还给虎子“加餐”，弄一些课外书上很难的题目让他做，以防他认为自己学会了课堂上的东西，就自以为了不起。每次考试前，总是再三地批评他马虎的毛病，把会做的题目做错，白白丢分。

肖先生这些“标准教子语言”听得我头痛欲裂，因为在我的工作中，很多父母都会跟我说几乎一模一样的话。我给这样的话语取了一个名字，叫作“正确的废话”。这样的话的特点是，第一，绝对没错；第二，说的人越说越高兴，听的人越听越难受。所以说得越多，效果就越差，甚至效果相反。我想了解一下虎子的感受，就问他，听了你爸爸说的话，你有什么感觉？虎子猛地抬起头，充满愤怒地说：烦死人了。那一瞬间，我才感受到了他的一点虎气，心中大喜：这孩子还可以表达自己的愤怒情绪，那就说明情况不是太糟糕啊。而肖先生夫妇对此的反应是：两个人同时深深地叹了口气，甚至都很抱歉地看了我一眼，似乎他们的儿子冒犯了我一样。

我决定先从所谓“挫折教育”入手。我首先问肖先生：“你上次表扬虎子是什么时候？”肖先生先是一惊，然后一脸尴尬，说记不起来了。我追问说大概是什么时候，几天前、几周前、几个月前还是几年前？他想了足足一分钟，结结巴巴地说，大概是几年前吧。随即又辩解说，没表扬他有两个原因：第一，我不希望他变得骄傲自满；第二，这几年他也实在没什么值得我表扬的。

我接着问虎子，你记得爸爸最近一次对着你很放松、很高兴地笑是什么时候吗？虎子想都没想立即回答：“他从来都没对我笑过，总是一副哭丧脸！”我听了心里难受，同时也为了让虎子的愤怒有一些渗透效果，就沉默了几分钟。

我继续提问。我对肖先生夫妇说，我们都是从青少年过来的，你们说，一个人从幼儿园到小学再到中学，在健康、学习、交友所有方面，都自然而然地一定会有哪些挫折？夫妇俩七嘴八舌地说了一大堆，比如健康问题上的头疼脑热，学习的压力，同学之间的亲密与隔阂，友情与嫉妒，等等，处处都有危机，处处都可能经受挫折。我很同意他们的看法，我说，一个孩子跟同龄孩子可以说分分秒秒都在斗，在任何方面都斗，斗智斗勇、斗漂亮斗帅气，所以几乎会随时随地地体验到挫折感。

我接着对肖先生说，你在单位的工作中也会体验到很多挫败感吧？肖先生听我这样问他，似乎很感动，觉得我很理解他身处高位的难处，就深深地点了点头。我接着问，那从外面回到家里，你希望妻子怎么对你呢？是希望你的妻子恶狠狠、凶巴巴地对你，以增强你面对外界世态炎凉和艰难险阻的能力，还是希望她和颜悦色、温柔体贴地对你？她的哪种态度能够真正使你在工作中表现得更加强大和更加坚忍？

肖先生半晌无语，似乎略有所悟。我知道我这样的提问多少有点“攻击”的味道，所以就换了一种方式温和地解释道：我们都是人，人就有软弱的时候，就有需要温情的时候。人活着的三万多天里，随时都有挫折在某一个角落等着我们，这些自然的挫折就足以让我们变得坚强，再也没必要人为地制造一些挫折来锻炼孩子了。而且，一个人能够承受“没被满足”的挫败感的前提是，他曾经被很好地满足过，就像吃饱了就能够耐饿一样。接着，我又讲了哈尔滨和武汉的冬天给人的不同感受。最后我总结说：说简单一点，就是你们如果让虎子在家里舒服了、高兴了，他就自然会在外面不畏艰难、不怕挫折地“冲锋陷阵”。

肖先生夫妇毕竟是受过良好教育的人，更关键的是他们真正爱孩子，所以“思想问题”一解决，态度马上就有了变化。在后来的大约半小时的谈话中，我几次看到肖先生脸上露出了笑容，虽然都只是淡淡的，却跟刚刚进屋时那个一心一意要把孩子锤炼成超人的父亲判若两人。

虽然没有直接针对虎子的考试焦虑，但我对这一家三口说，父母态度的改变，会直接导致这个问题的好转，只是需要一点时间，因为这个问题实在是“历史太悠久”了。虎子最先表态，说慢一点没关系，还说经过这次谈话，他想到考试好像害怕减少了。我相信他说的是真的，因为从深层说，他并不是害怕考试本身，而是害怕他最爱和最爱他的爸爸妈妈通过考试来打压他。而这一点，他以后可以不担心了。

我看看手表，两个小时就这样不知不觉地过去了。我们都站起来，握手道别。这一家三口走后，让我帮忙的朋友进来，手里拎着两瓶茅台酒。我知道，这是对我工作的“奖励”。我当然会不客气地收下，心里想，跟虎子的前途和这个家庭的幸福相比，这两瓶酒实在算不了什么。

爱是给孩子自己做决定的自由

使用复杂的语言，是人类优越于其他生物的重要标志。语言给人类的交流带来了极大方便，但也制造了一些麻烦。这些麻烦之一就是人往往会只注重文字的表面意思，却忽略了文字后面的含义，以至于经常迷失于自己设计的文字游戏中不能自拔。

比如爱。每个人都会相信，父母对孩子的爱，是孩子健康成长的必要条件。但是，很多人都会这样提问：如果父母对孩子的爱是溺爱或者过度的爱呢？回答这个问题真的不是太容易，因为几乎一切育儿书籍都告诉我们，溺爱或者过度地爱孩子，最终会害了孩子。

实际上，这个问题本身就是一个文字陷阱。爱是个褒义词，在前面加上“溺”和“过度”这两个略带贬义的定语，使得爱字本身都变了味道。换一个问题，也许就能更加明确地知道这样构词的荒谬。我们都会同意，父母不能对孩子不耐烦，但是，我们可不可以提倡，父母可以恰当地、有分寸地对孩子不耐烦呢？这个问题立即导致的感觉是，应该是可以的，因为“不耐烦”这个贬义词组前加上了“恰当”和“有分寸”这两个有褒义的定语，暗示回答问题的人必须同意。

从根本上来说，爱就是爱，就是好的，它的前面无须加任何定语；不耐烦就是不耐烦，在它前面加任何好词，都不能改变它恶意的本质。不过，在实际生活中，我们需要分清楚，哪些做法是爱，而哪些做法是以爱的名义在实施控制。

以下就是一个例子。在这个例子中，爱跟以爱的名义实施的控制相互交织，以至于很难分清楚什么是爱、什么是控制。为了理解上的方便，我们仅仅谈及孩子吃饭和穿衣两个方面的生活事件。

几年前的五一长假，我因为一些公事和私事，在北方一个城市的朋友家里住了几天。本来是想和这位朋友好好喝喝酒、吹吹牛的，没想到给他做了几天义务的家庭心理医生。

到他家那天下午，我住进专门为客人准备的房间，略微休息，就到了吃饭的时间。这是一个富裕之家，二百多平方米的复式楼，一楼餐厅的面积就有四十多平方米。餐厅里有一张普通大小的西餐桌，还有一张略矮小一点的小餐桌。后来我知道，这是为他家“小皇帝”专门准备的。小皇帝就是他的儿子，小名叫牛牛，那时刚满六岁，早听说过一些他的神勇故事，见了之后才知道他不仅仅是神勇而已。

我和朋友小魏在大餐桌旁坐下，菜已上桌，酒已斟满。旁边的小桌子上，正上演小皇帝进餐的精彩一幕。只见牛牛坐在椅子上，脖子上挂着围兜，眼睛盯着电视里放映的动画片看；牛牛妈妈左手端着饭碗，右手拿着勺，一口一口给牛牛喂着；牛牛外婆则在旁边观看，一边看一边说话，一会儿对女儿说喂慢一点，一会儿对外孙说吃点蔬菜会长得更帅。

小魏注意到我看见了牛牛吃饭的样子，尴尬地笑了笑，说，让你见笑了，这孩子从小就被溺爱坏了，从吃饭到睡觉到穿衣，没有一样不伤脑筋。我问都怎么啦？他接着说，牛牛很偏食，只吃几种豆制品和米饭，基本上不吃肉，吃的总量也很少，每次喂上小半碗饭，说不吃就不吃了，所以长得就比同龄孩子瘦小。每天早上起床后穿什么衣服，简直比吃饭还麻烦，每次跟他“斗智斗勇”的时间绝不少于 20 分钟。不管变天不变天，他老是要少穿，如果依了他的，就受凉、感冒、发烧。而且牛牛动不动就脱衣服，这样就更加容易感冒了。

小魏又叹了口气，接着说，我知道你是搞心理的，但也知道你们一般不给熟人做心理咨询，所以我没找你。我想了想，笑着说，看在你现在请我喝剑南春的份儿上，破例一次。小魏听了很高兴，将杯中一两多的酒一饮而尽，说，只要你把我儿子吃饭穿衣的问题解决了，我天天请你喝剑南春。说完又自嘲地笑道，吃饭穿衣问题？怎么搞得像是没吃没穿似的？其实啊，是有吃但不想吃，有穿但不想穿，这也许比没吃没穿问题更大啊。

我也笑了，心里却想这问题的确很大。吃东西是动物的本能，像蚕这样的低等动物，都知道拼命地吃，以完成健康的生命历程，人这样的高等动物，就更应该知道吃的重要了。吃这样低级的生命本能都残缺了，那毛病就实在是太重了一点。而且，毛病并不是出在牛牛身上，而是在家庭关系上，牛牛的毛病，是家人对他的错误态度的反映。要解决牛牛的问题，就要从家庭关系入手。

我说，如果只有你有解决这个问题的愿望，而你妻子和你岳母没有，那可不成啊。小魏马上说，她们也有，而且比我更强烈。你把这事搞定，她们可不仅仅只请你喝剑南春。我说，那好啊，喝什么就再说，我们明天下午先开个家庭会议，好吗？

小魏说好啊，然后就把这件事告诉了他的妻子和岳母。她们两个人既显得有点高兴，又显得有些怀疑，估计心里想的是：我们费了这么长时间，这么大强度的努力都没搞定的事情，你这外人开几次家庭会议就能搞定吗？

第二天下午，小魏夫妇、他岳母和我坐在一起，第一次家庭会议开始。先是他们各自说了几分钟，都是说牛牛吃饭穿衣不听话之类的内容，多少还有一些相互的指责。有一条大家意见一致，就是都认为牛牛是被溺爱坏了，至于被谁溺爱坏的，则众说纷纭，反正都不认为是自己。

我开始提问：如果一个星期任何人都不管牛牛吃不吃、吃多少，结果会怎样？牛牛外婆立即说，那不饿死了！脸上也跟着露出略带鄙视的表情，大约心里在想，所谓专家竟然就知道出这样的馊主意。牛牛妈妈脑子里的第一念头实际上跟她妈妈一模一样，但没说出来。等她听到妈妈说完这句话，就感觉到有什么不对，具体怎么不对，却又说不清楚。

小魏显然不想太得罪岳母，说话多少有点字斟句酌，但话语后面多少隐藏着一些愤怒。他说：那不一定吧？家里到处都是吃的东西，我就不相信牛牛会傻到饿了都不知道吃的程度。

他岳母立即反击：你什么时候看到牛牛主动要吃饭的？如果不喂他，不逼着他吃饭，虽说不会饿死，至少会饿得影响发育吧？一阵有点难堪的沉默之后，牛牛妈妈开始说话。她说：我想了想，也许是因为我们总是逼着他吃饭，所以他才永远都没机会要吃饭的。要是我们以后不逼他，他真的说不定自己要吃饭了。

小魏点头同意，他岳母似乎也觉得自己女儿说得有道理，就没有再说话。但我感觉得出来，要外孙冒“死的危险”，她多少有些不舒服。我本来想开句玩笑，想说六岁了还不知道找东西吃的孩子，饿死了也不可惜，但考虑到这句话的伤害性太大，就忍住没说。

过了一会儿，我说，吃东西是本能，饿了就找吃的，六岁的孩子肯定会的。我们需要相信他。这样好不好：我们定一个规矩，从今天开始，大人吃饭的时候，就叫牛牛一起吃，他愿意吃就吃，不愿意吃就不勉强。而且，不许任何人喂他。让他自己吃，最坏的结果无非就是弄脏衣服，把饭菜弄得满桌满地都是，用这样的麻烦换取牛牛自己吃饭的能力，比花几万块钱让他学会弹钢琴还要重要，你们说呢？三人一一点头同意。我让牛牛妈妈把这一规定写下来，然后三个人都签字。虽然他们觉得这样做有点小题大做，但还是签了，并把这个“合同”贴在了餐桌旁的墙上。

接着我们继续讨论穿衣服的问题。我还是从提问开始：你们说牛牛有感受冷暖的智力吗？三个人马上都说当然有。我又问，既然他知道冷暖，那就应该知道冷了加衣服、热了脱衣服，对不？三人都说，对啊，但他就是该穿不穿、该脱不脱。我说，是冷是热，自己应该是最清楚的，而且每个人对冷热的感受力不一样。孩子运动多，更怕热，所以少穿一点很正常啊。我接着问牛牛妈妈，你什么年龄时可以知道冷暖，并且不需要妈妈管自己穿多少呢？她说，从能力上来说，四五岁就可以了。我又问，那你实际上是几岁自己才有决定自己穿多少衣服的权利呢？她笑了，说，在我上高中时，还经常为穿多穿少跟母亲争吵，而且会吵得很凶。她母亲听了面露愧色，没有说话。

事情已经呈现得很清楚，并不是牛牛傻，不知道饿了吃、冷了穿，而是他外婆和母亲“需要”为了显得爱他，控制他的吃和穿。实际上这不是爱他，这是在以爱的名义损害孩子最基本的能力。从最高的境界说，爱一个人，就是帮助他成为他自己国土上的国王，让他在一切有关自己的事情上，有绝对的终审权。从这个意义上来说，所谓溺爱、过分的爱，就意味着“过分地”让孩子做自己的国王，这又有什么不好呢？

爱字之前无须定语，但我们需要把爱和控制分开。听了这句话，三个人都点头同意，虽然三个人都似乎有点若有所失，但毕竟这涉及他们最爱的人的成长和幸福，所以他们都要承受这种自己不再那么有用的伤感和空虚。

随后的几天里，我们又开了几次家庭会议，在一些更加具体的事情上达成了一致。从反馈的情况看，事情在朝好的方向发展：牛牛开始自己找东西吃了，最初是找些零食，后来时不时在餐桌上用手或者筷子弄点东西吃；降温的时候，他还穿着短裤，也没有被冻得感冒。牛牛外婆几次想要给他喂点什么东西吃，但一看见门后自己签了字的合同，就忍住了。

在我回家后的第三个月，小魏给我打电话，牛牛的情况基本上好了。不再偏食，几乎每天都要吃肉。饭量也很大，一个人在那里慢慢吃，可以吃完一小碗米饭。大家也没怎么管他穿什么衣服，反正没冷成什么严重后果。最后他说，变化最大的是他岳母，她现在对养花上瘾，经常上网查养花的资料，跟养花的朋友交流养花心得，把楼顶平台弄得漂亮无比。最后，他不无调侃地说，她老人家玩花去了，就不用"玩"她外孙了。

我知道，现在已经不必太操心牛牛的成长了，于是就开始操心另一件事了。我在电话里问小魏：你下次请我喝酒大约是在什么时候呢？

爸爸还是“初中生”

敲门声响，我打开咨询室的门，看见一位衣着时尚的漂亮女性。她说，我找曾医生，我说我就是。然后请她进屋，跟着她进来的，是一股从她的外表和气质里散发出来的飕飕凉气，这让我在这个炎热的夏日里既感到舒适，又感到一点点不安。一番谈话之前的仪式之后，她给我讲了她的故事。听完这个故事，我知道了她身上的凉气来自何处。

她叫玉梅，三十四岁，六年前结婚，有一个四岁多的女儿。玉梅的父亲是一家国有工厂的工人，母亲是同一工厂的会计。父亲的父母都是农村的，所以有强烈的重男轻女思想，其父虽到了城市，却也深受影响。玉梅上面有个大三岁的哥哥。听母亲说，父亲还想要个儿子，就生了她，但没想到是个女儿。她出生的那天晚上，父亲闷闷不乐，喝了很多酒，然后就哭，哭着哭着就睡着了，母亲在医院都没人照顾。玉梅小时候几乎没看见父亲对自己笑过，也从不记得什么时候被父亲抱过、亲过。

童年的记忆，在玉梅脑海里阴沉而机械。阴沉的是父亲的脸，机械的是每天的生活内容。父亲也偶尔跟玉梅说话，但说话的内容，永远是学习、学习和学习。玉梅是很听话的女孩，从父亲那里知道学习重要，就学得很认真，再加上天资聪明，所以一直是年级的前几名。后来以很优异的成绩，考上了一所很好的大学。但父亲并没有因为玉梅考上大学而改变对她的态度，永远是那张严肃的脸和保持距离的身体。

在大学里，玉梅去女同学家玩，看到了同学与父亲的亲热，才知道这个世界上还有另外一种父女关系，这让她又羡慕又悲伤。寒暑假回家之后，她也试图跟父亲亲近，但父亲要么无动于衷，要么一如既往地只跟她谈学习，简直有凛然不可侵犯的样子。多番努力之后，她就彻底绝望了。大学毕业工作之后，玉梅有了男朋友。她在电话里征得母亲同意，第一次把男朋友带回家时，父亲竟然躲到了同事家里，一整天没回来。玉梅伤透了心，童年的遭遇和后来的所有事情前后夹击，让她彻底意识到，父亲不爱自己甚至讨厌自己，原因只有一个，那就是因为她是女孩。悲伤与愤怒的情感在心中起伏了几个来回之后，她选择了远离父亲：尽量不再见他，也尽量不再跟他有任何联系。

然后结婚并怀孕。在怀孕期间，玉梅问丈夫，你希望要一个男孩还是女孩。丈夫回答说，都一样，但女孩更好。玉梅认为丈夫说的是假话。女儿出生后，玉梅从丈夫看女儿的眼神里看到，丈夫没有撒谎。看到丈夫对女儿的宠爱，玉梅甚至能感觉到自己的一丝丝嫉妒。她无论如何都想不明白，同样是父女关系，差别为什么就那么大呢？

玉梅本以为不跟父亲联系，就不会有什么问题了。事实恰好相反。跟父亲在生活中的联系的确越来越少，但在梦里，父亲的形象出现得越来越多。有时候，梦里的父亲似乎变成了另外一个人，对自己温和体贴，说话时谈笑风生，但在更多的梦里，那个真实的父亲在严厉地指责自己不孝。最让玉梅内疚的是，她还经常梦见父亲病重或者死了，醒来时全身汗湿、惊恐无比。这些梦如此频繁，以至于影响到她日常的情绪。

玉梅最近一次见到父亲，是去年春节，不得不见的时候。那天短暂的一幕，让玉梅铭记终生。其他人都出门了，只留下父亲、玉梅和女儿，坐在沙发上看电视。大家一言不发，三岁多的女儿站起来要去厕所，走得快了突然要摔倒在地。玉梅和父亲同时伸出手去，没抓到小孩，但两个人的手碰到了一起，然后两个人都迅速地抽回手，就像触电一样，都觉得无比尴尬。孩子摔倒在地，迅速地又爬起来，就像没事一样。玉梅和父亲却有事，都在回想刚才本来很正常却有那么点“惊心动魄”的一幕。其后的几个小时，父女俩都自觉地彼此离得远远的，互不“打扰”。

讲到这里，玉梅停了下来。在整个叙述中，玉梅眼泪不断，手里已经拿着好几张湿透了又揉成了团的面巾纸。我心里也难受，这次的咨询时间已到，我们约好三天后再聊。过了三天，玉梅如约而至，然后我按照事先想好的思路，对玉梅提问。我的第一个问题是，父女之间的关系，跟一般男女之间的关系有什么相同的和不相同的地方？

玉梅一怔，没想到我会这样问。想了一会儿她说，相同的地方，都是男性跟女性的关系，需要遵守一定的交往规则，不相同的地方，是他们有血缘关系。我点了点头，知道她在有意或者无意回避父女间也有异性相吸的那一面。不过没关系，承认这一点对她和她父亲来说，当然需要一点时间。我接着问：那你觉得，父女关系里有没有男女互相有好感的因素呢？为了避免误会，我加了一句，我不是说父女间的性关系啊，人类禁止乱伦已经几千年了，现在只有很有病的人才会那么做，我说的意思仅仅是，父女之间会不会有异性的吸引力存在？

这是一个严肃的问题。玉梅也许从来没有从这个角度来看跟父亲的关系，而且从她的个人经历来说，在她和父亲之间，完全不是异性相吸，而是“异性相斥”了。大约出于礼貌，她没有反驳我的“荒唐”提问，保持了沉默。我不得不做一番解释。我说，人首先是一种动物，从最本质的生物学层面来说，异性相吸是一种自然而然的现象，哪怕是在父女之间。有一个儿子跟有一个女儿相比，对父亲来说会有完全不一样的感觉，天然的状态应该是喜欢女儿和排斥儿子。那为什么那么多男人喜欢儿子呢？这就是社会学层面的了。因为在落后的农业社会中，儿子力气大，更有用，这样的价值观一直流传下来，直到现在还在影响着一些人。但是，社会学层面的东西是可以迅速变化的，生物学层面的东西是可以几千年不变的。所以到了你丈夫这一代受过良好教育的男性身上，他们明确地更希望自己有个女儿。

我接着说，你父亲对你的态度，当然不完全是受传统的影响，更多的应该是他自己的原因。来自他的最大的原因就是，他实在太爱太爱你了。听到这里，玉梅抬起头来看着我，用几乎是责备的口气问道，曾医生，你怎么这么说啊？

我知道我说出的这个结论，跟玉梅的真实体验完全相反，所以她认为我在胡说八道。我接着问她，你说刚刚情窦初开的初中一、二年级的男女生单相思或者谈恋爱的时候，有什么想法和表现？玉梅慢慢回答说，那个年龄还懵懵懂懂的，心里喜欢谁又不敢表白，有时候反而表现得很不在意对方，甚至很讨厌对方。说到这里，玉梅开始面露惊恐，几乎用颤抖的声音说，曾医生，你不会是说我爸爸是初中生吧？你不会是说我爸爸喜欢我，就像一个还不懂事的男孩那样用跟心里相反的态度来表现吧？

真是聪明的女人，我心想。还没回答她的提问，我就听到了一阵不可遏制的哭泣声。作为女儿，要承认自己的父亲竟然会像青春期初期的男孩一样对待自己，这的确是一件残酷的事情。我也感觉到一阵心痛。较长时间的沉默之后，我用反问句回答了她的提问：你说你们两个人的手碰到之后那种感觉、那种尴尬，像不像两个十一二岁的初中生呢？然后我心想，所有的父亲都有一部分是男孩子呢，只不过你的父亲像男孩像得多一点罢了。

两周之后，在我们第三次见面的时候，玉梅就像换了一个人。如果说第一次见她时她显得冷气逼人的话，这次的她进门，大有春风扑面的感觉。一个认为自己的父亲不喜欢自己的女孩，跟一个确定自己的父亲深爱自己的女孩相比，内心的风景和对环境的影响当然会不一样。玉梅告诉我，父亲是否爱自己这个对她来说人生最大的谜在上次解开之后，她觉得呼吸的空气都变得甜了。噩梦不再，她的周围任何时候似乎都阳光灿烂。她还告诉我，这段时间，她想到了很多父亲的好，比如出差买很多的礼物，让妈妈转交给她；加班加点地工作，为她赚上大学的钱；等等。说完这些，这个成熟的女人哈哈大笑说，爸爸真的是像恋爱中的小男孩啊。然后表情骤变，变得顽皮而又狡黠，说，过几天我就回去，好好逗逗他。

我听得也无比高兴，半开玩笑地说，慢点啊，别让他太不好意思啊。玉梅又笑了，说我知道分寸的，不会让他太难堪的。又过了两个星期，玉梅打电话告诉我，在她的“进攻”之下，父亲开始慢慢对自己的孙女表现出了作为外祖父的前所未有的柔情，而且玉梅可以清楚地看到，那种柔情，绝不会是针对一个同样是自己第三代的男孩子。玉梅还说，我成功地把爸爸从初中男生变成了高中男生。

作为玉梅的心理医生，我感谢她向我呈现了一个如此伤感又如此美丽的父女情深的故事。因为这个故事给了我很多教益，使我知道了怎么才算是一个好的父亲。

别人怎么对你，是你教会的

性格决定命运。那么，性格又是由什么决定的呢？现代的心理学理论认为，一个人的性格，是由他童年期的家庭关系决定的。或者说，是父母对孩子的方式和态度，造就了孩子的性格，这一性格具有很大的稳定性，会对孩子的一生造成不可估量的影响。

命运说起来多少有一点神秘主义的色彩。它好像是造物主算计人类的一个诡计：你一生是什么样子，早就被计划好了，不管你做出多大努力，都改变不了这个计划。从这个角度看一个人的奋斗，就显得十分可笑甚至可悲。

但是，就像性格不是不可以改变一样，一个人的命运也是可以改变的。仔细思考命运，会发现它也并非那么神秘。如果我们充分地了解自己的性格，那我们的命运就可以是另一番样子。这里讲一个真实的故事，看看一位被童年经历或者命运限定的女孩，是怎样在心理医生的帮助下改变自己的性格和命运的。

阿晶，一个二十二岁的漂亮女孩，正在读大学三年级。在旁人看来，阿晶的三年大学生活过得平平静静，每天都重复着宿舍—教室—食堂的三点一线的生活，没有新意，也没什么波折。但阿晶的内心远没有表面上看上去那么平静。她有很多苦恼，其中绝大部分苦恼来自人际关系。

也没有什么大的人际冲突，好多年来，阿晶甚至没有跟人红过一次脸，更不用说吵架了。准确地说，阿晶的人际关系问题，恰恰就在于她几乎没有人际关系。例如，她的宿舍里共有六位女生。开始的时候大家互相都不认识，都是奉行“等距离外交”的政策，时间不长，另外五个女生就扎成了堆，她却成了孤家寡人，就像是被筛子筛出去了一样。经常的情景是，那五个女生一起出去上自习、逛街、看电影，她就一个人在宿舍里。她们也不是有意拒绝她，而是忘记了、忽略了，她成了寝室里可有可无的人，有也不嫌多，没有也不嫌少。

曾经有一个男同学追求阿晶，阿晶心里是很高兴的，但表现出来的是无动于衷。这样的内外反差，让别人难受，让她自己也难受，更难受的是，她自己根本没有能力改变自己这种待人接物的方式。那个男生后来对自己的哥儿们说，我把网上能够查到的追女孩的技术都用了，结果我的感觉是，我一个人在舞台聚光灯下表演，她却在台下的黑暗里不动声色地看着，就像我在自娱自乐一样。男孩失望而去之后，这话传到了阿晶那里，然后她真的在校园树林的黑暗中待了一晚上，不过再没有一个男孩自娱自乐的表演可看，而是她一个人自己看自己流泪。

日子就这样一天天过去。到大三的上学期，连这样的日子似乎也过不下去了。越来越严重的身体不适让阿晶觉得简直生不如死，全身没有一处是舒服的，特别是经常性的彻夜失眠，把她折磨得形销骨立。同学和辅导员看她越来越没精神，就问她怎么啦。她总是故作轻松地回答说，没什么，别人也就不好问得太多了。

既然是生不如死，那也要找一个好点的死法。跟那位在网上查找追女孩技术的男孩一样，阿晶也在网上查找了自杀的方法。从数以百计的方法中，轻易就锁定了两种，而这两种之中选择哪一种，让她有点犹豫。就在这时候，校心理咨询中心的韦老师针对大学生进行了一次心理健康方面的演讲，这次演讲至少是临时中断了她结束自己生命的计划，她心里想的是，心理咨询老师或许知道更好的死法。

韦老师年龄三十出头，已经在学校心理咨询领域工作了近十年，有很好的专业训练背景。大学的心理咨询老师不实行坐班制，所以她只有在有学生预约时才到中心上班。第一次跟阿晶谈话之后，韦老师判断这个女孩处在严重的心理危机中，于是和阿晶约定，每周见面谈一次，而且让阿晶保证，在整个咨询期间绝不做任何有意伤害自己的事情。阿晶答应了。

在后来的四次咨询中，阿晶谈到了她的童年经历。

阿晶的爸爸是一家工厂的技术员，妈妈是机关干部。两人从小学一年级就是同班同学，一直同学到高中毕业，上山下乡又在某边远县的同一个公社。“文化大革命”结束后恢复高考，两人又考到了同一所大学，只是专业不同而已。阿晶说，像爸爸妈妈那样好的夫妻关系，即使在小说和电影里也看不到。阿晶不到一岁，就经常被送到外公外婆家寄养，每周被父母接回自己家两三次，这样的情况一直持续到阿晶上小学。所以在七岁之前，阿晶对谁是自己的父母有一些混淆，她觉得外公外婆家才是自己的家，父母家是别人的家，有时候她还不太愿意跟父母回家。

上学以后，学习任务越来越重，学校布置的家庭作业也越来越多。阿晶是一个能够很自觉学习的孩子，根本不用父母督促，一个人坐在那里就可以把作业好好地做完。做完了作业，也到了该睡觉的时候。所以晚上家里日复一日重复的场景是：父母忙家务、看电视、交谈，女儿在做作业或者睡觉。阿晶回忆说，爸妈的关系真的很好，好得像是一个人，容不得任何人进入他们之间，包括他们的女儿。看到他们那么亲密、默契的样子，我的感觉是，我就像是他们之间的第三者，这个家没有我一样很完整，或者说会更加完整。对于他们，我像是空气一样的存在；对于我，他们也像是空气。夸张地说，我只要不杀人放火或者拆房子，他们就不会注意到我。

韦老师在听阿晶说话的时候注意到，阿晶把父母反复地称为“他们”，显得在“他们”和“她”自己之间有一个巨大的隔离带。而且，韦老师另一个更为强烈的感觉是，在自己和阿晶之间也有一个隔离带：阿晶就那样一字一句地说着，仿佛对着墙壁说话，她的咨询老师也好像是“像空气一样的存在”。遗憾的是，韦老师没有及时地抓住这一感觉。

戏剧性的事件发生在第五次咨询。预约的时间是一个星期二的上午九点，但是就在前一天，另一所大学的心理咨询同行打电话来，要韦老师去他们学校做一次临时安排的演讲，时间也是星期二上午。韦老师全然忘了跟阿晶的预约，就答应了。第二天的演讲结束后，她才想起来跟阿晶的预约，但已经太晚了。当天下午，她怀着极大的内疚，打电话到阿晶宿舍表示歉意，并提出再约一个时间，阿晶的反应很平淡，说约就约吧。于是下一次的咨询就定在了两天之后的那个下午。

更不可思议的是，到了那天下午，韦老师又一次忘记了跟阿晶的预约时间。直到在家里晚饭吃到一半的时候，她才突然记起这件事情来。她想，以前从来没有过这样的错误，而这回竟然在一个人身上犯两次同样的错误，肯定有什么东西在起作用，但我并不知道。这饭是没法吃下去了，韦老师放下筷子，用冷水洗了洗脸，稍稍稳定了一下情绪，就去打电话。这次电话不是打给阿晶的，而是打给她的指导老师孙医生的。孙医生是一位私人开业的心理治疗师，具有很丰富的临床经验。韦老师在咨询中遇到什么问题，就会去找他。韦老师跟孙医生约了一个见面时间。

见面之后，韦老师向孙医生介绍了阿晶的情况，在讲到自己两次忘记咨询的时间时，她哭了。孙医生没有安慰她，他知道，对于韦老师这样一位有责任心的咨询师来说，连续两次犯这样的“低级错误”，她绝不会轻易地原谅自己。她暂时需要眼泪，需要用眼泪冲洗掉心里的内疚感。

当然，仅仅有眼泪是不够的。这样专业上的“错误”，必须放在专业背景上来看。在韦老师停止哭泣之后，孙医生试图把这两次错误跟阿晶的情况联系起来，也就是说，是阿晶的什么特质容易地使咨询师遗忘她。孙医生问韦老师，你对阿晶的总体感觉是什么？

韦老师听到提问，没有马上回答。孙医生也就等着，一句话也不说。他知道，调动韦老师的感受，比讲多少心理学的理论都重要。过了一会儿，韦老师断断续续、自言自语似地说：无声……无息……无色……无味……无影……无形，好像……就好像是隐形人，对了，就好像是隐形人……

韦老师这梦呓般的话，在孙医生听来却像是仙乐一样。她是孙医生最喜欢的女弟子之一，原因并不在于她读了多少书、发表了多少文章，而在于她有着很好的感受力和独特的表达感受的能力。她总是能够用自己的语言把别人也许感觉到了但无法表达的东西精确而形象地表达出来。这可是做心理咨询这一行难得的天赋。有很多行内人，也做了很长时间的咨询工作，理论一套一套的，感受却少得很。

孙医生小心地问道，生怕打断了韦老师的感受：你对她这样的感觉，跟你忘记她的预约时间有联系吗？韦老师如梦里惊醒一般，反问孙医生或者说反问自己，你是说，是她让我忘记了她的预约，甚至她的存在？

孙医生回答说，对，我觉得是这样的。我们看看她的童年经历。别人心理出问题，往往是因为父母关系不好，老吵架什么的。而阿晶的心理问题，是因为她父母的关系太好，好得让她都成了“外人”。阿晶从小就是被忽略的，她习惯了被忽略，所以她就会在以后的生活中、人际关系中，教会别人忽略她、遗忘她。要别人忽略和忘记自己，最好的办法就是让别人感觉不到自己的存在，让自己无声、无息、无色、无味、无影、无形。或者说，她的命运就是被他人遗忘和遗忘他人。

韦老师听得目瞪口呆。把自己“错误”的原因归结为是别人“教会”的，她多少有些不舒服，她不是一个喜欢推卸责任的人。但是，她强烈地觉得孙医生说得有道理。

孙医生接着说，我们打个比方。十个人在一张圆桌旁吃饭，两个小时吃下来，各自回家。说不定对桌子上的某一个人，你可能在一年之后还想得起来，还想得起他的笑容、他说过的话，甚至他衬衣的颜色。当然，如果你十年后还记得他，那说明你爱上他了，嘿嘿，开玩笑，别不好意思，每个人心里都有几个这样的记忆。如果这样一个人打电话跟你约会，你忘记赴约的可能性等于负数，因为你的心也许提前好几个小时就已经赴约了。发生这样的情况，从专业角度我们就可以认为，这个人在性格上有一种能力或者一种“程序”，就是“教会”别人记住他。被别人记住就是他的性格带给他的好运，这样的人会有一种什么样的人生就不用说了。

韦老师听着有些走神。也许是被孙医生关于性格与命运的说法所震惊，也许是真的想到了十年以前某一个印象深刻的人。孙医生装着没看到，继续说，而另一个人，那天他同样也在那张饭桌上，说不定在两小时的吃饭过程中，你甚至都没有认真地看过他一眼。在你以后几十年的生活中，你也从来都不会，哪怕是一闪念地想到，你曾经跟这样一个人同桌吃饭。发生这种情况，我们就可以认为，这个人的性格上也有一种能力或者“程序”——当然是坏的能力和“程序”——就是“教会”别人忽略他、忘记他。你感受和表达得太准确了，这样的人，真的会无声、无息、无色、无味、无影、无形，像静止的空气一样，明明在那里，却让你感觉不到他的存在。

孙医生喝了一口茶，接着说，你的两次错误，也许是好事情。这证明你是一个能够很好地感受别人传达过来的信息的人。一个过分以自我为中心、机械、不太受别人的影响的人，就不太可能跟阿晶“配合”得这么好，也不会这么容易地被教会，这就会失去通过自己的错误来深刻地理解别人内心世界的机会。而且，你犯的错误也不算太大，对不对？

韦老师感激地看了孙医生一眼。这种感激不是针对最后一句安慰的话，而是通过孙医生的分析，她知道自己该怎么做。

后来，韦老师又主动联系上了阿晶，道了歉，咨询继续。韦老师给自己定的对阿晶的咨询原则是，不要忽略她、不要忘记她，要重视她、记住她。具体的办法就是：把每周见面的次数从一次增加到四次，反正学校的咨询又不收钱，反正阿晶有的是时间；在咨询的过程中，尽可能认真地听阿晶说话；在手机上设置闹钟，在阿晶咨询前一小时闹；长假期间也保持一周两次的电话联系；等等。总之要让阿晶从骨子里面感觉到，这个世界上有一个人重视她、记得她，她也有一个人可以记住和想念。

这是针对性格的战争，也是改变命运的战争。没有硝烟弥漫，但也惊心动魄。童年时期的家庭关系对一个人的影响就像是在一张白纸上描画的底色一样，要修改谈何容易。好在阿晶、韦老师和孙医生都做得很好，至少阿晶变得快乐了，身体不适也慢慢消失了，也开始有一些人际交往了。在最后一次咨询中，阿晶告诉韦老师，她暗恋上了一个男孩。韦老师静静地听阿晶说着，心里想：一个人心里能够装着另一个人和已经装了另一个人，那以后的路就要好走多了。她没有说一句祝福的话，因为自从在孙医生那里明白命运的奥秘之后，她就一直在用自己的一切祝福她。分别的时候韦老师拥抱了阿晶，这让她感觉到了阿晶双臂的力量。

疲惫感的实质是吸引他人的照顾

辛勤劳作之后，有疲劳感，这是很正常的反应。但是，在没有确定疾病的前提下，没做什么事情，或者只是做了很少的事情，就有精神上和身体上的巨大疲乏感，那就是问题了。这个问题后面，隐藏着当事人自己都不知道的一个“阴谋”：吸引他人的照顾。

没有做太多事情，意味着没有在外在的事件上消耗太多能量。但疲劳的主观感觉显示，能量实际上已经被大大消耗了。逻辑推理的结果就是，能量一定消耗在内在的精神和躯体活动上了。对易疲乏者深入的心理分析显示，他们内心希望跟他人发展关系，但是缺乏以成人的方式发展正常关系的能力，所以就不自觉地显示自己被动的、弱小的、孩子气的那一面，以建立他习惯了的“疲乏者—照顾者”的关系模式。这种关系的原始形态，其实就是“婴儿—母亲”的关系。

经常跟易疲劳者打交道，容易被激起两种相反的情感：一是怜惜，然后就自然而然有照顾的行为，从深层心理学来说，这表明易疲劳者具有强大的“吸引照顾”的能力；二是愤怒，这显示照顾者已经隐隐觉察到自己“上当受骗”，并且开始反击了。可以想见，易疲劳者的生活，一定充满了压抑、抱怨、指责和冲突。

某次朋友聚会，一位妻子向我抱怨，她的丈夫每个周末都以累为名拒绝任何外出活动，整天躺在沙发上看电视，话都懒得说，这使家庭的周末气氛十分沉闷无趣。她接着问我该怎么办？我当着她丈夫的面回答说：你丈夫在用这种方式向你表示，他需要照顾，以后在他躺在沙发上的时候，你就给他固定地做三件事，帮他调好他想看的电视频道、给他盖上被子和端上一杯绿茶。

这位妻子听了一脸怀疑，似乎在想，把他弄得如此舒服，会不会让他越来越不想从沙发上起来了？她丈夫的反应是脸上挤出了一丝苦笑，不失礼貌地反击了一句：你们搞心理学的，想法的确跟别人不一样。这句话我很熟悉，是骂人是疯子的“客气版本”。听得出来，他已经很生气了。我笑了笑，就找别人聊天去了。

两个月后，这位妻子给我打电话，笑着说她丈夫的巨大改变。原来那次谈话后，她在家真的按照我的建议，在丈夫“疲劳”的时候，对他照顾得无微不至。几个星期下来，按她的话说，似乎她丈夫被照顾得“不好意思了”，慢慢开始主动做一些家务。再后来，几乎每个周末，他都主动提出带家人出去逛街或者登山。我听了也有点吃惊：仅仅是闲聊时的几句话，导致了潜意识的愿望被曝光或者被满足，最后竟然可以产生如此强大的改变的力量。

有时候，疲乏者给人的感觉，是在打着疲乏的名义，拒绝跟他人发生关系。但是，从本质上来说，他们拒绝的仅仅是富有责任的、需要付出的成人对成人的关系，而不会拒绝他人以照顾者的身份接近他或者她。

精心策划让人照顾的“阴谋”，与自力更生或者投身到外在的积极活动，两种做法反正都是要耗能的，后一种耗能状态显然 更加“阳光”一些。而且，富于活力的、有创造性的外在活动之后真正的疲乏，可以直接导致健康的体魄，还可以提升一个人的自我价值与尊严。

哀伤的时候别坚强乐观

对于在灾难中丧失了亲人的人，哀伤是一件自然而然的事情。哀伤使我们暂时处于心理上极度软弱的状态，情绪变得低落，对人生和世界的看法变得偏激，行为变得紊乱和失控。这些表现在外人看起来似乎是很糟糕的事情，但是，从长远来看，这些“坏”的表现，未必不是“好”事。

一个人对丧失亲人表现出哀伤，表明他是一个“正常”的人，有着正常人的正常反应。换句话说，这种“不正常”的反应才是“正常”的，这显示他有能力对一个刺激做出相应的反应。相反的情况是，面对巨大丧失没有哀伤的反应，则可能是使用了一些心理防御机制，如否认或者隔离，来保护自己，暂时“蒙混过关”。

但是，这种掩耳盗铃式的自我保护极有可能引起长期的后遗症。具体的表现是，在丧失之后很长时间，有时候可能是一生的时间里，持续有一些哀伤的象征性替代物，如生理上的不适或者疾病，包括不明原因的慢性疼痛、心血管系统病变、消化系统疾病、皮肤病等等；心理上的问题，如长期失眠、做噩梦、看似与丧失无关的情绪低落、脾气暴躁甚至重症精神病等等。

因为哀伤如此重要，所以几乎每一种文化里，都含有哀伤的仪式行为。中国的哀伤仪式，更有着“慎终追远”的传统。如隆重的丧葬仪式、每年定期的扫墓、丁忧的国家制度等等。这些系统性的行为，从体制上保证了丧失者有“充分地”哀伤的可能性，从而最大限度地减少了后遗症的发生。

我们作为一个旁观者，在面对一个刚刚经历了巨大丧失的人时，往往会有点不知所措，担心自己的言行会加重他的创伤。这样的担心是必要的，因为它可以使我们慎言慎行。但是，如果担心太多，多到我们不敢去帮助这个人，或者多到什么都不敢做、什么都不敢说的程度，那就是我们自己的问题。也许我们把自己面对丧失的软弱，投射到了他人身上。这句话的意思是说：别人也许没有那么软弱，是我们把他看得更加软弱了。很显然，这种“误解”本身，就是一种新的心理创伤性刺激。毕竟，每个身处丧失状态的人都需要帮助，但不需要被强加的“可怜”。

杨澜最近在博客上说，“别让孩子钻进坚强乐观这个壳”。我完全同意这种说法。那些鼓励经历了巨大丧亲之痛的孩子“坚强乐观”的人，其用心是好的，但后果不一定好。因为如果哀伤不充分，负性的情绪被压抑，没有被表达，就会出现更加严重的问题；哀伤会使我们暂时软弱，但可以使我们在将来真正变得坚强和乐观。

一个在灾难中失去了丈夫，却有着三个月身孕的女性问我：如何才能尽快从哀伤中走出来，以避免这种状态对胎儿的不良影响呢？我说，我没有经历过你这样的巨大痛苦，所以只能凭想象理解你现在的状态。但是，我的专业知识告诉我，让你最快地从这种状态走出来的最好办法，也许是别逼着自己太快从这种状态中走出来。后来她告诉我，当时听了这句“有点绕”的话之后，变得“很放心”了。再后来我得知，她和孩子的情况都很不错。

以哀伤对丧失，是人类“练习”了几十万年的“技艺”。我们每个人的血肉里，都储藏着这种有点无奈但无比珍贵的遗产。这种遗产可以保护每个个体在经历了任何丧失之后都能够继续前行。

（注：大部分人的哀伤期会短于六个月；如果超过六个月，就需要医学处理了。）

焦虑的蝴蝶效应

某地某次培训，每天早上来接我去讲课的主办方司机这一天迟到了十几分钟。想到学员们可能会有所责怪，我有些恼怒和焦虑。本来我可以选择把造成我迟到的司机数落一顿，以缓解自己的难受情绪，但想了想还是忍住了，依然像前几天一样说了句“早啊”，然后平静地坐在了副驾驶的座位上。

车开动了。看得出来司机的焦虑开始逐步升级。正值上班高峰时间，几个路口车流都很缓慢，司机不断地超车，超车不行就连续地按喇叭。也许是受他的影响，另外几辆车的喇叭也开始响了起来。在最后一个拥挤路口，我开始安慰司机，反正是迟到，多迟到几分钟也没关系，不必太着急。司机听了，慢慢拿开了放在喇叭按钮上的手。终于到了目的地，进教室之前，我心里开始盘算，那些学深度心理学的学员，肯定不会放过分析老师迟到原因的机会。实际上，我可以选择把真相告诉他们：我没迟到，是接我的司机迟到了。相信这样一说，自己马上会变得毫无内疚、神清气爽。又想了想，忍住了，只说了一句“对不起，我迟到了”。隐约听到下面有几句耳语般的议论，也没怎么在意，就开始了这天的讲课。

几天之后，课程结束之前，我跟全体学员分享了上面那一段经历。我说，焦虑是一种类似于感冒的“传染性”疾病。我要迟到了，可能面临指责，就会产生焦虑，把焦虑“传染”给司机，我的焦虑就会减轻或者消失（这点跟感冒有点不一样，感冒传染给了别人，自己也不一定就好了）。被我“传染”的司机的焦虑就会加重。接下来，司机处理焦虑的方式也会是把它们抛出去，超车、按喇叭，都是“传染”焦虑的具体措施。于是焦虑一路播撒，很多司机都会分担我将要迟到的焦虑，想想真的怪冤枉的。

而事情还可能变得更加糟糕。那么多司机带着焦虑上路，也许某一个司机又会遇到一件或者几件增加其焦虑的事件。这样逐步堆积下来，完全有可能在他行驶到某个离我们很远的地方时，突然失控，并制造出一起重大的交通事故。

请别认为这是神经质式的逻辑推理。现代气象学上所谓蝴蝶效应，指的是在一个动力系统中，初始条件下的微小变化，能带动整个系统的长期的、巨大的连锁反应。具体的描述是：南美洲亚马孙河流域热带雨林中的一只蝴蝶，偶尔闪动几下翅膀，可能在两周后在美国的得克萨斯州引起一场龙卷风。人类所处的社会心理环境，也是这样一个动力系统，一个开始是微不足道的个人恩怨，经过层层叠叠共振式的加强，完全有可能导致重大的社会灾难。中国古人对此的描述更加简洁而富有诗意：风起于青萍之末。

为什么并不是每一个人的个人焦虑，都会导致社会性的动荡和灾难呢？这是因为，在焦虑的传播路上，有些人不仅没有用自己的焦虑来放大焦虑，反而把别人的焦虑“吞噬”了。在上面的经历中，我就是那个“吞噬”了焦虑的人。

当然，这件事情中我消化掉的焦虑的剂量很小，而我之所以有这样的能力，来自于学习他人。很幸运，在过去的很多年里，我遇到过很多从容淡定的男男女女，他们像一棵棵大树，吞噬着焦虑的二氧化碳，吐出的却是清新怡人的氧气。跟这样的人做朋友，你会被“感染”上静气；有这样的人散布在人群中，我们就可以不再害怕天崩地裂。

在幼稚的年龄绝不成熟

一次，国内某著名心理治疗师在某地讲课，征服了一大批来自全国各地的从业者。这位治疗师五十多岁，正值男人生命中最成熟的时刻，有激情又不失稳重，才气横溢却又从容淡定，不仅学问渊博，而且人格几近完美，那难以企及的作为人的境界实在令人心驰神往。

在课后小规模的宴请上，一个二十多岁的小青年满怀敬意地站起来向这位心理治疗师敬酒，十二万分真诚地说：我希望早日像您一样，不仅成为一个成熟的治疗师，更重要的是成为一个成熟的男人。岂知这位名治疗师哈哈大笑，回答说：千万别，你如果不到我这个年龄就像我这样成熟，那除了说明你身体不好以外，别的什么也说明不了。酒桌上众人愣了半晌，才明白他的意思，哄堂大笑之后，大家都把杯中酒一饮而尽。

很久以来，“成熟”二字几成咒语。无数青年男女言必称成熟，当然所谓成熟男女在教育年龄稍小的人时也言必称成熟。

成熟是一种整合的、几乎没有冲突的和谐状态。这包括身心的和谐、精神世界内部的和谐及个体与群体的和谐。先说身心的和谐。在一个人青春期之前，小胳膊、小脚加小脑袋，身体和精神世界的“总量”还不够，所以是一种幼稚的、正在勃勃生长的状态，而不是一种真正和谐的状态。

在青春期中，胳膊、腿慢慢长大、长长，而大脑的发育相对滞后，后者对前者的支配还不得力，所以这个年龄的孩子常常显得笨手笨脚的，显然也离和谐很远。年长者也常常以此为把柄，“攻击”他们的不成熟。更要命的是，受年长者的暗示，青少年也对自己的状态不满意，往往实施自我攻击，并急着想超越生命的自然发展规律，于是就更加不伦不类。

再说精神内部的和谐。在青春期前，大脑还处在获得知识和经验的阶段，在连续不断地新的知识和经验的冲击下，和谐是不正常的，不和谐才是正常的。在青春期，一些从前不明显的精神现象，如性的欲望，狂风暴雨式地扫荡着精神世界，每一个个体都不曾为此做好准备，所以这个阶段的不和谐可视为人生之最。每个从那个年龄过来的人，即使到了垂垂老年，也会对那种惊心动魄的情形有刻骨铭心的记忆。

最后说个体与群体的和谐。青少年阶段，实际上是一个依赖和独立激烈冲突的阶段。在相当长的一段时间里，他们会在二者之间徘徊。所以他们时而特立独行，时而稚嫩娇弱，跟他人的距离也是时近时远。总之，是一种不和谐的状态。

青少年这些不和谐的余波，可以冲击得很远。对有些人来说，也许一辈子都达不到和谐的成熟状态。这当然是一种遗憾。但是，如果一个人在青春期就“很成熟”，极有可能的原因是他的生命机能因为先天或者后天的原因被限定，不需要太大的精神力量就可以驾驭它，所以就容易和谐一些。前面那位著名的治疗师所谓“身体不好”，说的就是同一个意思。

从生命的历程来说，越是高等的、寿命长的生物，成熟期就越长。对某一个物种的个体而言，跨越式地提前成熟，几近自杀。

而且，人格或者精神上的成熟多少会有点封闭的、缺乏活力的味道。比如，一个成熟的五十多岁的男人，不管对新生事物持如何开放的态度，他吸收和应用新生事物的能力，都一定比不上他二十多岁的时候。

当然，最重要的是，对一个五十多岁的男人来说，成熟的状态来自几个方面的“天时地利”：生理的机能处于相对稳定的状态，大脑跟那些欲望已经相处很久，“知己知彼”，驾驭起来已经不那么麻烦；大脑本身也已经被足够的知识装备，再新的东西也新不到哪里去，不会造成太大冲击；经验积累得恰到好处，既不会太缺乏，也不会被老人式的经验所束缚；等等。这的确是生命的最高峰，辉煌却不耀眼。

年轻人只要不走太多的弯路，到了相应的年龄，成熟是一件瓜熟蒂落的事情。对成熟的过度向往，本身就是一种不成熟，因为这包含了自己对自己的攻击：这是最青涩的生命的证据。

作家王朔曾经几乎是赌咒发誓地说：在幼稚的年龄绝不成熟！以一个老江湖的身份说出这等话，充分证明不成熟也吃不了多大的亏。而在不该成熟的年龄成熟了，则大有逆天而行的味道，相当于自己让自己吃了大亏。

为什么你总是去碰那颗摇摇欲坠的牙

曾经牙痛过的人都有这样的体验：那颗摇摇欲坠的牙齿，如果你不去碰它，它是不会痛的。但是，你不会不去碰它：用舌头顶它，从而感受它的疼痛，是这颗痛牙脱落之前你会反复做的事情。这种重复制造痛苦的现象，我们称之为“对痛苦成瘾”。

疼痛是一种记忆，而一切记忆都会寻求再表达。从生理学上说，我们从外界获得刺激，会在大脑里留下物质的痕迹，这些痕迹在适当的时候释放，就促使人寻求相应的刺激的重复。很多人的生活，可以说是由痛苦串联而成的。这些人把痛苦当成自己独特的享乐方式。所谓痛并快乐着，说的是同一个意思。

越是幼年时候经受的痛苦，越容易在将来的日子里被重复。因为这些痛苦会渗透进一个人的人格层面，在不容易被探测的深度潜藏着，持续而坚韧地寻找着表达的机会。这种表达往往会给一个人所有方面打下痛苦的烙印：他的许多看法可能是令自己和他人都难受的看法，他的情绪大多数处在低谷或者不和谐的亢奋中，而他的行为也不断地在伤害他的身心健康。

重复痛苦有两种完全相反的倾向。一种倾向是，把自己的生活、工作弄得很糟糕，具体表现可以是不断重复失败的学业、友谊、爱情、婚姻和事业。当这种倾向走向极端时，可以表现为直接攻击他人和社会秩序，以吸引社会和法律的惩罚，从而达到重复痛苦的目的。危害治安者、受贿者、吸毒者等等，就是这类人的典型代表。

社会对有这类重复痛苦的人是不接纳的。对于失败者，社会会给予其很多蔑视，这毕竟是一个功利的、崇拜成功的社会；对于犯罪者，社会会给他们应有的惩罚。从心理学上讲，蔑视和惩罚是他们希望获得的东西，是他们的“痛苦瘾”的解瘾药，所以社会似乎有配合他们“过瘾”的嫌疑。虽然如此，为了弘扬“对成功成瘾”的倾向，也为了大多数人的幸福，对失败者和犯罪者给予恰当的蔑视和惩罚还是必需的。

重复痛苦的另一种倾向是，用社会许可的甚至是赞美的方式来虐待自己，最常见的方式就是拼命工作。经常在媒体上看到一些中青年学者或者企业家英年早逝的消息，通过他们的背景资料，我们知道，他们实在是工作得太勤奋了。媒体对这样的情况都只有一个态度，就是赞美。我不认为这是一种好的态度。抛开社会效果不谈，对一个个体来说，不管是死于工作还是死于吸毒，都一样是生命的终结。每个人都是大自然的孩子，任何人都不必用对自己不好的方式来对他人好。

虽然成瘾状态很难改变，但也不是完全没有办法改变。要改变对痛苦成瘾的状态，最好的办法是增加幸福的经验，这些经验可以来自生活的一切方面。不过，自然的生活状态对一些“瘾”太大的人的影响力是不够的，他们最好的选择，就是看心理医生。

事实上，每个人都或多或少地有“对痛苦成瘾”的倾向。而且，了解自己在哪些方面习惯于给自己制造失败和痛苦，就可以有更多的成功与幸福的能力。从这个意义上来说，人人都应该去看看心理医生。

你做了什么来寻找你的好运

1978年和2002年的诺贝尔经济学奖，都授予了研究人类判断与决策的心理学家。对世界经济有着举足轻重的美联储前主席格林斯潘甚至开玩笑地说："所谓的'新经济'，实际上就是心理学。"

人类的判断与决策，实在是人类最有趣也最复杂的活动。这样的活动无处不在、无时不在。小到早上几点起床、晚餐吃什么东西，大到从事什么职业，找什么样的配偶，或者是不是还要活下去，等等，都需要进行判断和做出决策。心理学家们详尽地研究了这些过程，很多结论除了有趣以外，还颠覆了我们习以为常的判断和决策的经验。其中一个结论，是关于福与祸的关系的。

老子曰：福兮祸所伏，祸兮福所倚。千百年来，这句话都是指导我们待人接物的至理名言。为了明白这句话的意思，我们先把它展开来看看。它的本来意思是，好事之后或者之畔有坏事在那里等着，坏事之后或者之畔也有好事。换成概率的语言来说，我们对这句话的理解经常是这样的：有了好事之后，坏事来的可能性就要大一些；反之亦然，遇到坏事之后，好事也就更近了。

这句有关福祸的话经常在这样的场景下被引用：一个人遇到了好事，别人会对他说这句话，以警示他不要忘乎所以。而一个有较强危机意识，并且恰好处于顺境之中的人，恐怕就会经常自己跟自己说这样的话。

如果一个人认为，在好事降临之后，坏事来的可能性就大一些（或者相反），那就肯定错了，肯定是误解了老子的这句话。这有心理学家的研究为证。美国的《体育画报》会将取得了一系列优秀成绩的运动员的照片登在封面上。令人吃惊的是，一旦登出来后，该运动员的成绩马上就有所下降。这样的事情发生得如此频繁，以至于人们称之为“《体育画报》厄运”。但是，心理学家认为，即使没有被登上杂志封面，这些运动员的成绩有所下降也是必然的事。他们将这样的情形叫作“向平均数回归”。

这是一个统计学现象。意思是过分好和过分坏的情形都是概率较低的。在发生了一系列过分好或者过分坏的事情之后，事情总会向概率较大的、不好不坏的、“平均的”状态发展。

在教育上有一个现象：某学生取得了好成绩，受到了表扬。紧接着，这个学生的成绩又不那么好了，于是就有人认为，是表扬使得这个同学骄傲了，而“骄傲使人落后”，由此得出结论说，不能再表扬这个同学。实际上，根据“向平均数回归”的原理，你表不表扬他，他都会慢慢接近他的正常水平，而不会永远处在可以制造“奇迹”的“异常”状态。

从异常的“好”的状况到一般状况，对比的反差也许会让人觉得“祸”来了。现在我们知道了，这不是“祸”，而是更加正常的一种状态。明白这一点，可以使我们在福来到之际不那么紧张，在随后而来的“祸”面前也不再那么消极。

相反的情形是，一个人在经历了一系列厄运之后，一般会相信好运一定会马上降临。如果他有这样的信念，同时也不停止他的努力，那好运多半会降临的。如果他只是等着厄运之后似乎必然出现的好运而无所作为，那他一定会失望的，因为好运与你过去和现在的厄运无关，而与你是否做了什么来寻找它有关。换句话说，好运的概率不会因为你遭了罪而增大。

我们看到的事实也的确是这样的：那些运气不好的懒人，一辈子都没有等到他们想用倒霉来换取的好运。

通过以上分析，老子的那句话后面可以加上一句：福兮未必祸所伏，祸兮未必福所倚。这样说了正面再说反面的做法，就很接近佛家《金刚经》的智慧了。

“行动”是通向幸运还是灾难

在应对外界事件的时候，人的大脑皮层会综合由各感觉器官收集到的信息，再根据已经储存的相关经验，对肌肉系统发出指令性信息，导致肌肉或简单或复杂的运动，这就是行为。行为是我们可以看到的一个人的姿势、动作及一系列动作组成的待人接物处事的过程。

由于行为的这种外显性，使得它比人类其他不那么外显的精神活动，如思想、情绪、幻想等，受到更多的关注和重视。对行为的崇拜，是一件历史极其悠久的事情。相对于现代人，远古时代的人们呈现得最多的就是祭祀行为：祭天、祭祖、求雨、求福等等，都有一系列复杂的规矩和程序。从某种意义上来说，这些行为越复杂、越严谨，就越被认为能够收到更好的效果。

这些仪式行为的功效和目的，是缓解和消除焦虑。在那个时候，人类认识自然和自身的知识十分有限，对很多东西想不清楚，就只好“做点什么”再说。“做了点什么”本身，就具有安慰剂的效果，使得自己对自己有个交代，内心的焦虑就减少甚至消失。

在某些现代人看来，祭天、求雨之类的事荒诞不稽，已经是远古时期的事情了。其实不然。十几年前“非典”流行时，在中南五省的农村，流传着一个谣言：如果你家里不放鞭炮，你的家人就会传染非典，于是很多村庄鞭炮声震天响。那些因为各种原因没有放鞭炮的家庭，就陆续有人出现头疼、头晕、乏力等症状。从自然科学的角度来说，放鞭炮跟防非典毫无联系，但是，从心理学的角度来说，二者因为那个谣言而有了联系。我们可以说，那个谣言的暗示作用使二者在某些人心里以因果的形式联系起来。

好在这个谣言并不算太恶毒，因为它除了告诉你一个危险之外，还告诉了你解决这个危险的办法，那就是放鞭炮。这是一个行动的建议。这个行动是不是跟其他科学的防非典措施一样有效并不重要，重要的是，你做了才会安心。从暗示的过程看，先威胁你要患非典是暗示，再让你放鞭炮防非典也是暗示，很有点中医所谓以毒攻毒的味道。至于为什么是放鞭炮而不是放风筝可以防非典，让人怀疑是不是鞭炮厂在以这种方式做恶毒而有效的产品推销。

更进一步想，假如这真的是鞭炮厂的“诡计”，这一诡计实际上也是由一系列行为组成的：造一个谣言，并通过人把这个谣言散布出去。待非典过去之后，鞭炮厂账户上的数额也许就增加了几个有意义的“0”。

到这里，事情并没有完。等公安部门开始“行动”以后，就会发现这个谣言的出处和用意，相关人员就会因为他们的“行动”而受到相应的惩罚。这就是没有深思熟虑的行动可能导致的恶果。而且从这个意义上来说，“行动”得越多，惩罚就可能越严重。搬起石头砸自己的脚，说的就是这个意思。

一些伪成功学的理念，实际上是“原始行动崇拜”的翻版。在一些这样的理论和培训中，人们被告诫要少思考、多行动。极端的情形甚至是让人根本不要想、只要不断地行动就可以了。事实也证明，错误的行动越多，失败得就越惨。

太快地用行动来缓解焦虑，可以起到头疼医头的作用，但不能解决根本问题。比如在迷路的情形下，草率地选择一个方向走，可以使人暂时平静下来。一旦知道方向是错误的，困境就会比以前更深重，焦虑也就增加了。

相对于宁静的思考而言，行动多少有点庸俗的味道。而且，人的行动跟低等动物行动的本质区别在于：人可以想好了再行动，而动物只能依照本能的驱动而行动。那些鼓励人不要想只要行动的人，有使人逆进化而动的不良用心。

为避免行动造成的恶果，我们需要遵守的原则是：越是在被自己内心的冲突或者环境逼迫着要采取行动时，越要深思熟虑；越是应对复杂的情形，越要谨慎行动。智者的名言是：有事不要着急，慢慢来。

也许只有一种情况例外。在海边游泳时看见鲨鱼逼近，这个时候就根本不要思考，而要立即行动，能以闪电般的速度游到岸上，是最好的。

学习活着

一家美国心理学杂志最近对其读者做了一项调查，询问“最近二十五年对你的实践影响最大的心理学家是谁”。杂志收到了两千多份回复。统计学处理后的结果是：卡尔·罗杰斯排名第一，贝克第二，米纽秦第三，亚龙排名第四。而曾经无比辉煌、似乎是心理治疗领域永远的王者弗洛伊德，竟然落到了前十名之外。

这样的排名，当然不能完全反映一个学者的影响，但也能说明一些问题。从弗洛伊德“落榜”我们可以想见，现代心理治疗离 20 世纪初他开创的理论与实践体系已经有多远了。再过二十五年，再做这样的调查，不知道谁会进前十名，又有谁会名落孙山。但有一点可以肯定，只要这个排名在变化，就表明心理治疗技术在进步，就表明人类对自己内心世界的理解在朝更深、更广的领域扩展。

如果把调查提问改成“对公众影响力最大的心理治疗师是谁”，或者改成“谁为非专业人员了解心理治疗做出了最大贡献”，那估计排名第一的就是亚龙了。他写的专业书籍一版再版，而给他带来专业圈以外巨大声誉的，则是他的几本心理小说。

这本《爱情刽子手》，很难说是心理小说。书中记录了十个心理治疗案例，我相信这些案例有心灵的真实性，但不一定每个细节都是真实的。不过这并不重要，真正重要的是，通过这本书，亚龙呈现了对不同的人来说，生活到底是什么样的，以及人本来可以怎样活着，却因为各种各样的原因不能那样活着。

拥有生命的代价，就是要忍受生命的局限性。仔细想来，对每个个体来说，生命就是在一个小小三角形平台上的自由之舞，名为自由之舞，其实并不自由。构成这个三角舞台的三个点是：出生、死亡和父母。出生之前是无边无际的黑暗的终点，也是生命的起点，在任何意义上，也是死亡的起点。连接出生和死亡的那条线，构成了三角舞台不可撼动的那条边，对于寿者（《金刚经》语，意为拥有有限生命者）来说，这条边长一点或短一点，并没有太大的意义，因为它只会是线段，而不会是射线。

三角形舞台的另一点，即父母，决定了变数最大的另外两条边的长短，也决定了舞台的实际大小。人生的千差万别基本也由此而来。父母对一个人的生物学存在的决定，已经不用说了。父母对个体精神上或者人格上的决定，是心理学或者至少是精神分析学关注的焦点。童年决定人格，而人格就是命运，几乎变成了全人类的共识。从父母往上追溯，几代，甚至十几代，每一代人的性格与生活都不会就那样消失了，都会以某种方式储存在某些地方，影响到当下的个体，影响到他或者她的现实生活。

如果不是受到大的自然灾害的影响，低等动物的童年基本没有什么变数。它们的父母在本能的驱使下养育孩子，孩子也根据老天设计好的程序，成长、繁育然后死去。但是，人类的童年变数就太大了，即使没有大的自然灾难，也可能会有人类自己制造的社会灾难残害每一个个体；即使没有大的社会灾难，但在每一个小型社会——家庭里，也可能出现让孩子生病甚至毁灭的关系上的灾难。从这一点来说，人不如低等动物。

童年的经历，会折射到成年的生活中。所以，童年的灾难可能导致整个人生的灾难。如果没有特殊的境遇，灾难就会延续到坟墓的边缘。我们要感谢弗洛伊德，不管他是否还是影响我们思考与实践的最重要的人物，他都做了一件极其伟大的事情，那就是把心理治疗变成一个专门的职业。这一职业的存在，为无数人远离或者减少人生的灾难提供了可能。灾难也许是难以避免的，但我们不怕，因为我们为救援做好了准备。

亚龙就是这样一位救援者。他出生在美国底层的移民家庭，童年充满了科胡特所谓的“自恋受挫”。我坚信，他选择从事心理治疗这一职业，至少有部分是为了“自救”。我之所以坚信，是因为我自己也是这样的。在几十年的从业经历中，他帮助了很多人，这本书记录的就是其中的一部分。

有人称心理治疗师为“修正上帝笔误”的人，其实不是，应该改为“修正父母笔误”的人。他们的目的，就是要让人生狭小三角形舞台由父母决定的那个点和那两条边无限地向远处延伸。扩大了的人生舞台，一定会是更加自由也更加幸福的舞台。

无数次地想这样的问题：世间如此多的苦难，人生如此多的悲哀，是不是人性的必然结果，是不是因为人性本身有太多的不美好？如果是，那要解决这些问题，是不是要从改造人性入手？无数次的迷茫与清醒之后，我现在觉得，人性本身是不需要被改造的，需要被改造的应该是我们适应人性的方式。而我们适应人性的方式，必须建立在对人性的理解之上。从大自然造人到现在，时间还太短了点，以至于我们还不知道人到底是什么。从过去的一个世纪看，经过了数次浩劫般的灾难和跨越式的科技进步之后，我们对人性的理解增加了不少。照这个速度下去，迟早有一天，在我们对人性有更多的了解之后，更多的人会知道怎么让自己好好活着，也知道怎么让他人活得更好。

对人性的研究，有史以来有两个基本方向。一是生物学方向，即研究人体（后来主要是大脑）的结构和功能。弗洛伊德曾经花了很多时间研究低等动物的神经系统，博士毕业后才转向研究人类的心理世界。所以他的内驱力理论，充满了生物学的味道，跟后继者相比，他更像是一个生物学家，而不像是一个心理学家。从这个意义上说，他在现代心理学家排行榜上无名，也可以说是理所当然了。至少部分生物学方向的研究者相信，充分了解了人的大脑结构和功能，就等于了解了人的精神世界，也就可以对心理障碍者提供有效的帮助。但这是不对的，就像你告诉一个人胃溃疡的形成机理和解剖特点，并不会使他的胃溃疡好转一样。人的精神世界有它独特的机制，这些机制在很多地方是超越生物学结构及单纯的生物学研究的不足以增加我们对人性的理解。

一位香港心理学家不无自豪地对内地记者说："所有的情绪都可以在大脑里找到科学的蛛丝马迹。只要用科学的方法去对待，所有的心理问题都可以迎刃而解。"还说："内地很多做心理咨询的人，都是用心理分析的方法……还是讲弗洛伊德、讲性，这已经是很落后的模式。"这真的是多重误解。以为找到大脑里对应的蛛丝马迹，就可以解决所有心理问题——这更像是一位药物治疗师或者神经外科医生说的话。而从传承来说，现在内地的心理治疗师受客体关系理论的影响，比受弗洛伊德的影响大得多。落后的标准是什么呢？这位心理学家的言论充满了生物还原论的色彩，这叫不叫落后？生物还原论试图把有机体还原成无机物，把生命还原成无生命的元素，这种倾向，本质上是反生命的。我们应该用生命解释生命，这才是永不落后的先进。我个人一个近乎偏执的看法是，无论你把人的大脑研究到什么程度，你都无法医治因爱恨情仇导致的心灵创伤。现代科学是不配谈心理学的，因为现代科学太落后，"科学的"统计结果（见人民卫生出版社《精神病学》第四版）是，现在 90% 的精神障碍，都找不到大脑里病理改变的"蛛丝马迹"。也许科学永远不配谈心理，因为心理有它自己的、科学永远都无法企及的疆界。爱情可以被科学地研究吗？有谁愿意在自己因失恋而痛苦的时候，被另一个人“科学地”对待和处理呢？

研究人性的另一个方向，是坚守心理学的人文传统。也就是抛开生物学基础，研究人在关系中的一切。这才是真正的心理学。遗憾的是，我们偏离这一传统已经很远、很久了。中国内地数以亿计的自然科学基金，只有很少一部分直接用于解决每个个体的现实生存困境。可喜的是，国内一些大学的教授们已经看出了这一痼疾，并且开始做出使心理学回归人文领域的努力。

广义的心理学人文方向，应该包括文学艺术。因为文学艺术既可以是呈现人的心灵的方式，也可以是心理学直接研究的对象。没有任何人能在不洞悉人性的情形下，成为某一个艺术门类的大师。亚龙的一系列书籍，都坚定地呈现了心理学的人文传统。在他的文字里，我们看不到所谓科学的冷冰冰的术语，看到的全是用生活语言描述的生命的真实。

有人估计，在这个星球上，五万年之内，大约有五十亿人活过然后死去，还有五十亿人现在正在活着。不管是死了的还是活着的，还是将要死的，都有活得好的与活得不好的。在生与死之间，每个个体的任务，也许就是学习怎么好好活着。当然，这句话更恰当的说法亚龙也已经说过：学习怎么好好死去。

亚龙这个人，是我们学习活着的好样本。他出身底层，使他没有出身名门的“污点”。在近八十年的丰富人生中，他阅尽了人世间的悲欢离合、喜怒哀乐，而且由于职业的原因，也卷入了许多人内心与生活的深幽之处。读他站在人生智慧与心态顶峰写下的文字，那个狭小的三角形舞台大约会变得宽敞和亮堂一些吧？

看心理医生，是现代社会“有问题、找专家”这一生活理念的具体化。专家并不是什么都懂的人，也不是永远都正确的人。专家的意思应该是，他比普通人懂得多一点点。原因很简单：他花了很多时间和精力在特定的事上。多的这一点点，对多数人来说，就已经足够了。我们需要的，当然并不是知道大脑病变的蛛丝马迹的专家，而是能够理解我们的爱与恨、悲与喜的专家。当我们走进心理治疗室的时候，我们需要的是亚龙，而不是坎德尔。尽管后者因为研究大脑获得了 2000 年的诺贝尔生理学或医学奖，尽管他年轻的时候也曾对精神分析着迷。

亚龙写给中国读者的一段话，用简短的语言强调了他的书的主题是关于人类共同面对的命运，所以这些主题可以跨越文化的鸿沟，中国的读者也能够理解。我读完这段文字后笑了，因为我强烈地感觉到，他如此强调这些内容，其实是在感觉层面（而不是理智层面）怀疑，那个曾经是那么遥远的国度的人们，是否也理解他的文字与内心？

这就是人性之一：理智和感受的分离。不过，大师亚龙的这一不自觉的“破绽”，不仅没有让我们觉得不好，反而让他离我们更近了，近得犹如邻居家总在慈祥地微笑着的幸福老头。

你的青春期在浪费生命吗

一项针对中老年人的调查显示，对大多数人来说，青春期是他们一生中最不幸福的时光。这跟传统的看法完全相反。一般我们都觉得，青春应该是人生最美好的时光，是精力、智力的顶峰，尽管经验上还很贫乏。那么多关于青春的文字和音像，可以让那么多已经远离青春很多年的人激动不已，似乎在用跟统计学调查不一样的方式，向我们证明青春的美丽与辉煌。

青春期一般指十至二十岁时身心高速发展的阶段。当然，零至十岁的生长同样也是快速的。根据生理学原理，人作为哺乳动物，生长期大约是整个生命历程的六分之一到五分之一。也就是说，在如此之长的岁月里，我们最重要的任务就是长大，身体的和心理的长大。

在长大的路途上，我们每天都会遇到新鲜事。这些事除了带给我们欣喜和成就，还会不可避免地带给我们恐惧和痛苦。特别是对生活在现代社会的青少年来说，青春期更是充满了慌乱与伤痛。人类的童年时代，虽然整个生长期的长短跟现在相差无几，但至少有一点对那个时候的青少年是极有利的，就是他们不需要把生命太多地“浪费”在学习谋生的技能上。也许一夜之间，他们就学会了打猎，从此衣食无忧。

而现代人呢，由于人类已经积累了几次人生都无法学完的知识，这些知识又直接关系到生存质量本身，所以青少年必须把大量时间花费在学习谋生的技能上。不算成年期的进修和其他学习，只算小学到硕士研究生毕业的时间，也长达十九年。为获取衣食的搏杀的准备工作竟然要耗费如此之长的时间，而且是生命最壮丽的时间，生命被异化的景象真的有点惨不忍睹。

如果你碰巧在周围人的帮助下，变成了把学习当成享受的人，那你也许就是最幸福的人。但也有人没有这么好的运气。学习从根本上来说是一种劳动，被逼着从事这项劳动的孩子比比皆是。对很多人来说，学习是他们青春期最大的噩梦。成年人对这一点的领悟，可以极大地减少学习带给孩子们的烦恼。

学习除了是为稻粱谋的手段之外，更重要的是它可以呈现家庭内部和师生之间的关系状态。就像做家务不仅仅是做家务，还往往反映了家庭成员之间权力和地位的不同。强势的那一边，如果不主动限制自己的权力，就有可能借学习这个堂而皇之的理由，侵入弱势那一边的人格领地，从而导致各种各样的人格缺陷。临床上常见的现象就是，一个孩子学校的功课很不错，但有着异常的性格，如情绪不稳定、意志薄弱、行为古怪、不与人打交道等等，这样的一个孩子，纵有门门满分的成绩又有何用？

说得通俗一点，青春期是一个人建构自己“国土的围墙”，稳固自己的边界，使自己成为一个独立的人的过程。但这种独立，会给周围的人造成潜在的“被抛弃的危险”，所以他们会不自觉地干涉。在这种情势下，几乎一切青春期里的个人事件，都可以是导致冲突的导火索。所以用内忧外困、硝烟弥漫来形容青春期的状态，真的一点都不为过。也正是由于青春有那么多痛苦与冲突，所以才会被每个生命记住。

这是一个青春与衰老混杂的社会。但愿后者在缅怀自己的青春岁月的时候，也能帮助前者度过一无所有却又拥有全部美好而又艰难的岁月。

焦躁的子弹射向了谁

北方冬天下雪的夜晚，飞机晚点。终于等到了某某航班“现在开始登机”的消息。在机舱的门口，看到了空姐春日一样温暖的笑容，候机的焦躁顿时被一扫而光。机舱走道的中间地带站着一位年轻的男乘务员，身材修长，相貌英俊，也是一样地彬彬有礼、笑容可掬。想到自己已是人到中年，不禁在心里赞叹了一声：真是大好男儿啊。

我在男乘务员旁边的座位上坐下。不一会儿，上来一位老者。他把他的皮箱横着放在了我前面座位上方的行李箱里。也许为了节省行李箱的空间，男乘务员对老人说，先生，请把箱子竖着放。老人大概没听到，就直接坐到了座位上。男乘务员立即显得很不耐烦，脸色大变，一边嘴里念叨着含混不清的抱怨词，一边走上前去，把老人的皮箱调转了 90 度。我看得出来，他移动皮箱的动作焦躁而生硬。

大好男儿在微不足道的刺激下，一下子变成了烦躁的“坏男孩”，实在是一件令人难受的事情。我知道我是在替他难受。作为乘务员，他的工作就是帮助乘客做一些诸如摆放行李、提供饮食之类的工作。如果他做这样的事情时觉得是在吃亏，或者觉得是别人在给他找麻烦，以至于总是处在敏感的状态，随时都可能变得烦躁，那他就真是太可怜了。因为这样一种状态，实际上相当于子弹在枪膛，随时会射出的高张力状态。

焦躁这颗子弹射出，可以是射向别人的。被这颗子弹射中的乘客，会体验到极度的不愉快，一个人恶意的语言和态度制造的气候，甚至可能比寒风更加刺骨。遭到反击是常见的后果，也是很多语言和肢体的冲突的导火索。

即使没遭到反击，子弹也是要出膛的，这时，射中的对象就不是别人了。不热爱自己的职业，对服务对象态度恶劣，本质上是对自己的攻击，是在把子弹分分秒秒射向自己。其后果就是易患各种各样躯体的和心理的疾病。相信大家对这样的疾病都不太陌生，如高血压、心脏病、癌症，或者抑郁症、人格障碍等。我们可以说，一个总是处在这位男服务员的状态的人，实际上是处于一种慢性的自我毁灭状态。

半个月后，同样是北方冬天下雪的夜晚，我坐上了从沈阳开往天津的火车。在卧铺车厢里，感受到了列车员制造的自然而温暖的气氛。之所以说自然，是因为从他们的笑容和问候里，你感觉不到任何被强迫（如不对乘客微笑就会被扣奖金之类）的痕迹，甚至感觉不到被训练的痕迹。我当时就很羡慕他们，因为他们把别人内心里有的那些“子弹”，融化成了可以给人带来舒适的暖流。

坐在卧铺车厢的窗边，我给这个列车车厢的乘务员写下了这样的话：能够在工作时给别人愉快的人有福了，因为只有自己愉快才能制造愉快。愉快会使你们的工作成为享受而不是苦役，可以使你们远离疾病，而且还可以使你们长寿。你们的家人也有福了，因为你们既然有能力愉快地工作，也就必然有能力愉快地生活，跟你们在一起的家人，自然也会健康长寿。

这些祝福的话我没有给他们看，因为他们不需要。他们的言行本身，就已经是对他们自己和家人最高的、最能成真的祝福。

言如其人

人类智力发达的最高标志，就是人会使用复杂的语言。而且，在语言被使用时，它呈现的不仅仅是使用者的智力状况，还会将其人格特点展示得一览无余。

每个人都有自己独特的语言表达特点，这些特点也许是几年、几十年甚至一生都不会改变的。“乡音无改鬓毛衰”，说的就是发音模式几十年没有改变的情形。对乡音的坚守，实际上显示了一个人对他早年成长环境的记忆与忠诚。

除了发音以外，个体的语言模式状态还有以下几种。其一，是对词语的选择。有些人会反复使用一些同样的词语，民间称其为“口头禅”。口头禅的内容，生动地传递了此人内心世界的内容。当然，这个太强的模式，至少部分地反映了这个人人格上的某种僵硬。特定的词语只能表达特定的内容，当一些词语被反复使用，就表示某种情感被表达得比较通畅，而另一些情感就表达得不那么通畅了。

词语的选择还有一种情况，就是某些人经常会选择一些“暴烈”的词语，传达出极其“险峻”的情感，平淡无奇的故事从他们的口中说出来，都会变得非常生动活泼。这样的人一般都智力非凡，而且具有强烈的人际吸引力。但是，人的情感也应该有平淡悠远的那一面，如果只会用强烈的方式表达强烈的情感，有些方面的情感一定就被压抑了，这会影响到内心的和谐与平静。

其次是语言的节奏和速度。一切快的东西，都有可能在逃避监视和稽查。话说得太快，显得“没从脑子过”，是为了不让自己回味或者体察这些话的深层含义。这样说话的人，要么言语空洞无物，要么出口就伤人，人际关系一塌糊涂。改变一下快速说话的模式，学会慢慢说话，也是改变自己的内心和人际关系的重要途径之一。

第三是语言的内容。据说女人在一起谈的就是减肥或者时装，男人在一起谈的就是时事或者体育。这样的内容模式，既是男人之所以是男人、女人之所以是女人的表现，也是加强男女各自特点的努力。个体的语言内容也有一定的模式，有的人还没开口，你就能知道他或者她会说什么。

改变语言的内容是一个系统工程，因为语言的内容是由这个人的知识、见识、阅历和人格等多重因素决定的，“言如其人”说的就是这个意思。不过，也不必那么急于改变。老天给了我们足够的时间，让我们在探索自己内心世界的旅途上完全可以从容不迫。当我们意识到自己一些有点僵化的模式时，改变就已经在前方某一个地方等着我们了。

模式呈现着我们，同时模式也限制着我们。在它呈现我们的时候，它是好的，因为它可以让他人了解我们，也可以让我们了解自己。当它限定我们的时候，它就是坏的，就需要新的模式代替它、超越它。

每个人都希望自己能够变得更加完美一点，这个愿望本身包含了对自己至少部分的否定，所以我们不再提倡这样说。我们换一种说法：我们已经很不错，但是，一定还有一些潜力没有被挖掘出来，还有一些自己内心的疆土没有去访问过。做一些改变，也许会使自我与人生变得更加宽广和有趣。改变可以发生在任何方面，而语言表达模式的改变，无疑是其中最为重要的一种。

不要用爱控制你的孩子

不知道“逆反心理”这个词是谁发明的，但有一点可以肯定，在所有关于青春期孩子心理的专业术语中，这个词的使用即使不是最频繁的，也是最频繁的之一。发明这个词的人可以死而瞑目了。

但是，这个词不是一个好词，因为它把冲突的原因和责任指向了冲突的一方。这个词跟“造反心理”几乎是同一个意思。只有完全站在统治者的立场上，才会认为造反者是不对的，而事实是，统治者做得太过分，人民才造反的。从这个意义上说，统治者是造反者的合谋者。毛泽东说：哪里有压迫，哪里就有反抗。这句话同样适合父母跟孩子的关系：父母的控制越多，孩子的逆反心理越强，所以我们可以说，孩子的逆反心理，是跟父母的逆反心理成对出现的。

在一切冲突中，经常的情形是，冲突的一方把责任完全推给冲突的另一方。“逆反心理”这四个字，几乎就是为了这个目的而发明的。随着孩子的身心发育和知识的增加，要求独立的愿望越来越强烈。对于这种要求，经常的情况是父母没有做好足够的心理准备。

一些心理学家甚至认为，好父母的条件就是：能够忍受孩子长大所导致的自己被抛弃的感觉。从任何意义上来说，孩子的长大，都意味着离父母越来越远。举个例子。孩子在四五岁的时候就经常会把幼儿园的老师和同学看得比父母还重要，老师、同学说的话被认为是“圣旨”，而父母说的话经常被当成耳边风。健康的父母会为孩子这样做而感到高兴，因为这是孩子成长的、社会化的表现，而不健康的父母会认为，孩子吃里爬外、不知好歹。于是就会设置各种各样的障碍，制止孩子把自己“抛弃”的行为。认为孩子“逆反”，就是推卸自己的责任、给孩子戴帽子、打压孩子的具体表现。

在这种情形下，孩子的许多言行，都会被看成是具有些许病理色彩的。甚至那些正常的、创造性的、只有身处人生最灿烂的青春期阶段的人才会有的美丽言行，都会被身心正在走下坡路的成人视为逆反。健康被当成疾病、创造力被视为谋反、成长的努力被看成背信弃义，大约没有比这样的误会更让人悲伤的事情了。

人的生命只有一次。对任何人来说，活着的最重要的内容，就是要有自己活着的感觉。过多地被他人决定的人生，是没有价值的。很多父母担心孩子出错，这种担心本身，就是对孩子自信心的打压和对孩子能力的扼杀。在父母担心中长大的孩子，不可能成为人类优秀的一员。因为孩子会接受到来自父母的暗示，“配合”父母，使自己越来越“配得上”父母的担心。

一个幽默故事：一个五十岁男人说，我看到报纸上说抽烟有害健康，就把烟戒了；报纸上又说喝酒有害健康，我就把酒戒了；报纸上又说，做爱有害健康，我把报纸戒了。这是对逆反心理的最好描述：逆反心理总是跟控制联系在一起的。控制迟早会触及一个人的底线，所以迟早会激起这个人朝与控制方向相反的方向运动，从而使控制失效。成年男人尚且如此，何况孩子呢？

青少年典型的逆反心理是不愿意、不喜欢学习。我们可以猜想，这是父母和老师过分强调学习的后果。孩子天生是喜欢探索的，他们对一切都自然地有浓厚的好奇心。如果成人总是在学习上对孩子唠叨，学习就成了孩子负性情绪的来源，他们自然就不喜欢学习了。如果反向利用一下所谓“逆反心理”，我们也许可以这样做：反复强调学习不重要，不允许孩子学习，成天要求孩子上网，那孩子一“逆反”，就去“沉溺”学习了。当然，这只是说说而已，没有人会真正这样操作。孩子的健康成长不能依赖这样的“偏方”，而应该依赖健康的成人制造的持续稳定的健康环境。只有成人的“逆反心理”在孩子青春期时不与日俱增，孩子的内心才会跟着变得宁静和谐。

把家变成健康人的“娱乐城”

一个家庭可以说就是一个小小的国家。这个国家有着自己的疆土，每个家庭成员都是这个国家的公民，所以都有责任捍卫这个小小家国的完整性，使其不受侵犯。来自外界的侵犯，如歹徒入室，家庭成员自然会万众一心，奋起反抗，这大约没有什么问题。但是，经常的情形是，小小家国的边界是被家庭成员自己侵犯的，这就是一个心理上的问题了。

举个例子，如果丈夫在外面受了气，就回家骂妻子或者打孩子，就相当于让外界的邪恶侵害了家庭成员的利益，这位丈夫就是引狼入室或者是运送邪恶跨越家的疆界的“内奸”。这种极端的情形当然较为少见，更多的情形是某一个或者几个家庭成员以一种较为隐蔽的方式让家的疆界被突破，使家丧失了保护和休养的功能，从而使所有的家庭成员都受到伤害。以下就是一个具体的案例。

这是一个普通的三口之家。父亲陈先生是某政府机关的处长，母亲姚女士是一家大型三甲医院的医生，女儿佳佳十七岁，是某重点中学高二的学生。来到我们医院就诊的原因是：女儿因为跟同学闹矛盾，几次试图自杀，学校老师建议看心理医生。

在第一次五十分钟的谈话中，我了解到，佳佳从上初中开始就情绪低落，经常在家里和学校里为一些小事生气，学习成绩也逐渐下降。最近自杀的原因，仅仅是由于跟一位女同学因为一件小事发生了口角，而且事后那位女同学还公开道了歉，但佳佳就是想不通，偷偷去买了安眠药想自杀。佳佳给我的印象，是一个胆怯的、自我评价过低的女孩。我的经验告诉我，这种性格的形成，是与家庭气氛紧密相关的。

在两天之后第二个五十分钟的谈话中，我要这一家三口分别谈谈每天家里的日子是怎么过的，气氛怎样。佳佳先说：爸爸很早就出门，晚上一般会吃了饭才回家，回来会很疲惫，洗洗就睡了；妈妈工作也很辛苦，回到家里就躺在沙发上看电视，经常累得唉声叹气的，有时候连自己倒杯水的力气都没有，还要我或者保姆给她倒；我自己也是早出晚归，回到家里话都不想说，看看书就躺床上去了；如果是节假日，大家也不出门，在家各自用自己的方式休息，互不打扰。整个家庭就像一个疗养院，大家都像是伤病员。

我听着她的描述，无奈中透着有趣，就笑了笑。妈妈接着说：当医生辛苦，这你是知道的，一天忙碌下来，回家就想休息，有时候真的到了吃饭都没力气的程度。我觉得这没什么啊，家就是休息的地方嘛，如果在家还要像在医院那样精神抖擞，那样硬撑着，人迟早要垮的。

陈先生同意妻子的意见。他说，我在政府机关上班，也是成天忙得不像人，回到家就希望什么也不想，什么也不做。好在现在有保姆，不像以前那样必须烧菜做饭了。说完低下了头，似乎在治疗室里都无法掩饰工作带来的疲惫。

我又问佳佳，你的情况呢？佳佳说，学校有很多烦心事，我回家也什么都不想说，什么也不想做。说完叹了一口气，开始旁若无人地玩弄手机。我想，现在是做一些干预的时候了。我问陈先生，刚才你提到了烧菜做饭，能不能告诉我，一般情况下，下班后你会在菜场买些什么带回家呢？陈先生苦笑了一下说，基本上是熟食或者半熟的东西，简单加加工就可以放到嘴里去。我看看姚女士和佳佳，她们分别说会买些蔬菜瓜果回家。

我接着说，刚才我们谈到了大家会在菜场买一些物质的东西回家，这些东西拼凑起来，就可以变成我们三个人享用的美食。吃这件事，是家庭生活中极其重要的一个方面。我现在想问问，除了物质的，包括刚才提到的那些食物，以及冰箱、电视、空调、电脑等等，你们三个人还分别从外面带了什么精神的东西回家呢？

三个人面面相觑，似乎不太明白我说的是什么。我接着解释，假如一些心理的东西是可以携带的话，佳佳，你能不能告诉我，爸爸是带着家之外的什么心理状态回家的呢？佳佳真的很聪明，略想了想，就回答说：心理压力，除了压力还是压力。陈先生听了，再次苦笑着说，也对，也对，但我也没办法啊。

我再问佳佳，那妈妈呢？佳佳想都没想就说，她带回来的是疲劳、焦虑和郁闷。每天看到她那个样子，我好的心情都会变坏。姚医生听了面露尴尬，目光转向一边，什么也没说。我就问姚女士，你觉得佳佳带回来的是什么呢？她想了想说，她一个孩子，带什么回来都是应该的。言语中充满了宽容和慈爱，这让我这个外人都感觉到了温暖。

我说，刚才我们已经说到了每个人从外面带回家的一些东西，我的感觉是，我们好像都是心理上的废品啊、垃圾啊之类东西的爱好者，都喜欢把一些不好的东西往家里带。如果家里成了心理垃圾场，那大家一定都不会舒服，也不会休息好。现在的问题是，我们怎样才能不带垃圾，而带一些好玩的东西回家？我把目光转向了陈先生。

陈先生这次没有苦笑，他想了想说，这个主意倒不错，工作的压力永远在那里，回到家愁眉苦脸，丝毫不会减轻压力，反而会把压力传递给家人，她们感受到了压力，也许还会把压力反弹回来，比如对我也做一脸苦相，我的压力只会变得更大。反过来想，如果我回家就把外面的一切压力置于脑后，高高兴兴地享受天伦之乐，那么压力虽然没减少，但我自己应对压力的能力一定会提高的。

我听得心花怒放，情不自禁地说了句“做领导的就是悟性好”。然后看着姚女士。也许受到丈夫的感染，她的情绪也变得好了一些。她说，想想也对，把工作上的压力、外面的不好情绪带回家，真的有公私不分、里外不分的味道。用医生的职业打比方，有点像是把手术室外的细菌带到手术室里，又把手术室里的秽物带到手术室外。最好的办法也许是，回家的路上，每个人都把自己消消“毒”，保证自己清清爽爽，没有任何“污染”地回家。

佳佳的情绪也被调动起来，连着说了几次“是啊是啊”。然后接着妈妈的话说，我们要分分工，回家之后每个人都做一件既让自己高兴又让别人高兴的事情。等她说完，我看这次时间差不多了，就笑着说好啊，你们回去好好商量商量。

三个星期以后，我们再见面。佳佳抢着说家庭的变化：爸爸回家后，兴致勃勃地做一个拿手菜，虽然有保姆，但他的几样绝技保姆不会，做完之后，一家三口加上保姆上桌开吃，在赞美声中，陈先生喝了一点小酒；妈妈回家后，不再躺在沙发上，而是到处看有没有可以帮得上忙的地方，她惊奇地发现，做点事情也是很好的休息；佳佳自己则负责在屋子里弄点声响，要么播放 CD，要么一边弹着钢琴一边引吭高歌。

又过了两周，佳佳单独来到我的咨询室。因为到目前为止，我们还没有正式谈过她自杀的事情。在话题被引到了这一点上之后，佳佳脸上露出了些许微笑。笑着谈及死亡，这可有点不寻常，这让我既高兴，又有些担心。高兴的是也许她现在心里想到的死，已经跟以前不一样了；担心的是，她是不是还有什么想不开呢？

佳佳很快就打消了我的疑虑。她说，以前从早到晚、从学校到家里，神经都绷得紧紧的，没有一刻放松的机会，人就自然变得很敏感。还有很关键的一点，以前生活的环境之间没有差别，所以没有层次感，混混沌沌的，不知道在什么环境中该怎么言谈举止，环境一糊涂，人也就跟着糊涂，自然就会做出为小事情要死要活的糊涂事情来。现在不一样了，现在即使是在学校有些不愉快，我也清楚地知道一放学，就有家中的轻松愉快等着我，所以就越来越不把那些鸡毛蒜皮的事情当回事了。

我接着问，那你爸爸妈妈呢？佳佳说，他们也很好啊，他们越来越“公私分明”了。回家就关掉手机，把一切跟工作有关的事情都搁在家门外，嘱咐单位同事万一有事就打家里电话，周末一定出门晒太阳或者淋雨。有次爸爸周末不得已加了班，还一个劲地道歉。我也不依不饶，硬要他请我们包括保姆在内四个人吃了一次重庆火锅才罢休。佳佳总结说，现在的家不像以前是“工作学习型伤病员”的疗养所了，而变成了健康人的“娱乐城”。说完就呵呵地笑起来。

我对佳佳说，我喜欢极了“公私分明”四个字的这种用法，很有创造性。这种将环境弄得“分明”的状况，实际上就是一种内心有序的外在表现。一个人内心安宁了，就可以应对外界的一切人物和事件。

佳佳最后问我，医生，你觉得你是一个“公私分明”的人吗？我听了一愣，半晌才回答说，也许不是，近几年实在太忙了点。但我向她保证，你的问题提醒了我，我一定会跟你一样朝着“公私分明”的路上走。

家有网瘾儿子

去年 8 月，我去北方的一座省会城市给当地的心理咨询师讲课。三天的讲学时间，计划安排一个下午的现场访谈，也就是让我当着几十位学员的面，跟一个来访者谈话。在选择案例的时候，一位女性咨询师告诉我，她们的工作小组对这个城市中学生“网络成瘾综合征”问题做过调查，发现在校初高中生符合“网络成瘾综合征”条件的高达 18%，她手头上就有这样的案例，问能不能就现场访谈一个这样的案例。

我说，当然可以。在开始访谈之前，我给大家谈了对“网络成瘾综合征”的两点看法。

第一，我不同意给孩子戴上“网络成瘾综合征”的帽子。因为，这个诊断不是真正的病因学诊断，而是现象学诊断，所以不科学。孩子们处在高速成长的阶段，给他们任何一个疾病的诊断，都会让他们背上沉重的心理包袱，使他们的成长受阻。还有，告诉孩子他患了“网络成瘾综合征”，像告诉一个抽烟的人，说他是“尼古丁成瘾综合征”一样，对他戒烟并没有实际的帮助。我还警告说，下个“时髦的诊断”，有可能是心理咨询师自恋的表现，不可不慎。大家听了都笑了。然后就有人问，家长如果问孩子出了什么问题，我们怎么回答呢？我说，就告诉他们，孩子没什么问题，还是好孩子，就是上网多了点儿，因为你们不让他上，就把问题弄大了。又是一阵哄笑，然后我严肃地说，事情远没有这么简单，我们可要耐心细致哦。

第二，你们都是学心理学的，请一定要记住，几乎所有心理问题都是关系的问题。一个人的内心世界，是他所处的关系的反映。所以孩子过度上网，不出门，不去学校学习，不是他一个人的问题，而是他所处的关系的问题。作为心理医生，我们要治疗的不是孩子，而是他周围的关系，最重要的是他和父母的关系。

基于以上的理由，我要求做家庭访谈。次日下午，这个家庭的一家三口如约而至。我和他们一起坐在讲台上，一人一个话筒，访谈开始了。

我先进行了简短的自我介绍，然后问我能够为他们做些什么。大家都沉默了一会儿，父亲管先生开始说话。他说，我的儿子威威网络成瘾，从上个寒假结束，就基本上没去上学，成天在家里或者在网吧上网，怎么说他都没用。已经都上高二了，这样下去，估计连个专科学校都考不上，我们很着急的，孩子将来怎么办啊?

管太太补充说，孩子越来越不服管了，以前还听一点，现在是还没跟他说完一句话，他就已经大喊大叫起来。有一次，我和他发生争论，他还一掌把我推倒。妈妈说完就开始擦眼泪。

我把目光投向威威，他看了我一眼，就把目光转开，显得有点紧张，却一个字也没说。我接着对父母提问：你们觉得，你们三个人，在现在的情况下，谁最痛苦? 管太太想也没想就说，当然是我们做父母的最痛苦了。过了几秒钟，管先生说，以前没想过这个问题，总觉得是他不听话，不懂事，不知道为自己的前途着想。仔细想想，他也很不容易的，也下了几次决心，要戒除网瘾，好好去上学，但就是坚持不了几天，看得出来，他也挺矛盾的，应该比我和他妈更痛苦些。说完，他怜惜地看了一眼儿子。威威似乎有些坐立不安，又似乎被一些什么东西打动了。管太太有点惊奇地看着丈夫，似乎在猜测他这样说的真实含义。

我直接问威威，你每天上几个小时网啊？威威说，除了睡觉，基本上都在网上玩游戏或者聊天。我又问，网络能给你带来什么呢？威威说，可以让我听不见他们的啰唆。我问他们怎么啰唆了？威威说，他们成天就在耳边说学习怎么重要，一定要考上大学，还要和我一起去网吧的同学不跟我玩，弄得我一点面子都没有，有时候都恨不得自杀算了。威威越说越激动，管先生夫妇面无表情，大约是这样的抱怨已经听得太多了。

我想缓和一下气氛，就问在座的学员，你们说说，威威为什么会那么长时间上网？一位学员站起来说，因为他被管得太多了，上网是寻找自己当家做主的感觉；另一位学员说，因为学习领域是父母和老师的地盘，而网络是自己的地盘，在自己的地盘待着，肯定舒服些啊；还有位学员说得更激烈，说是管先生夫妇亲自把孩子推向网络的。

眼看就要把这个访谈改成开批斗会，我及时叫停。我对管先生夫妇说，这些心理咨询师说了自己的看法，你们觉得对的，就可以听听，觉得不对的，不听也可以。我认为，你们是很负责任的父母，希望自己的孩子有个好的前途。我接着问威威，你的意思是说，他们如果不管你，不对你啰唆，你心里不烦，你就不那么需要网络了？威威毫不犹豫地说，那肯定。但管太太马上反驳，说有一个月的时间我们没怎么管你，你还不是成天在网上？威威说，那段时间我也看了书，你不知道啊？再说，你们虽然不说什么，但脸色比任何时候都难看！

管太太当着大家的面哭了，一边哭一边说，反正我早就不打算要你这个儿子了，我就当没生你，就当没你这个不争气的儿子。等她的哭稍停，我问，假如杀人放火偷盗是最坏的，坏到了十分，那你觉得威威现在坏到了几分？管太太擦了擦眼泪，似乎不想回答这个问题，在我的追问下，她说，两三分吧。我笑着说，才两三分坏，你就打算不要他了啊。

接着我拿出移动硬盘，在屏幕上投下了这样一张幻灯片：

父母与孩子互动可能导致的结果（针对孩子的过度上网）——

A. 父母—孩子关系好，孩子上学、不上或者少上网。

B. 父母—孩子关系好，孩子上学、也上网。

C. 父母—孩子关系好，孩子不上学、只上网。

D. 父母—孩子关系不好，孩子不上学、不回家、上网、乱交友。

E. 父母—孩子关系恶化，逐渐导致极端的恶果，如男孩子离家出走、抢劫、杀人、吸毒，或者孩子患严重的精神病、自杀。

我说，我可以告诉大家，我做心理咨询二十年，以上的各种结果都见到过。你们到目前为止，都在试图达到目标A，或者至少是目标B，但结果是不满意的。这样的目标导致直接恶果是，父母和孩子的关系变坏了，所以实际上可能导致的是E之类的后果。心理医生或者其他任何人都不是神仙，不可能向你们承诺，怎样做了就可以让孩子上清华、北大。心理医生的绝招是，采取一切可能的措施，避免最坏的结果。这样做，在一般情况下，可以让孩子不一定有什么惊人的成就，但可以让他过健康的日子；也有可能他已经想通了，开始努力学习了，以后考上北大、清华也未可知，但我们不把这个作为目标。现在的问题是：你们愿意有个跟自己关系好的、健康的儿子，他将来有机会结婚生子，让你们也有机会抱孙子，享受天伦之乐，还是愿意让儿子永远从视野里消失，或者把他送到精神病院？

这是很严肃的问题。管先生夫妇低头沉思，威威也有所触动。我问威威，你是小男子汉了，你愿意选择哪一条路呢？威威眼泪夺眶而出，说：他们如果不逼我、不烦我，我当然愿意选择最好的路了。我鼻子一酸，也差点流出眼泪来，鲁迅的话在耳边响起：救救孩子。当然，威威的父母也是一片好心，但是因为好些事情没想清楚，导致了孩子用自己的前途跟他们对抗。我的职业的任务就是：向父母和孩子呈现清楚的现实。

谈了这些，时间已经过去了一个半小时。我知道在这段时间里，在场的所有人都承受了不小的压力。我宣布休息二十分钟，让大家都消化一下。休息完再回到会场，我开始让在座的心理咨询师们给这个家庭出主意。于是就有了一大堆或者严肃的，或者荒唐的主意，千奇百怪。

归纳起来，大约有一正一反两派观点：正方认为，威威还不懂得好好学习对他有什么意义，所以要反复对他说以后竞争很激烈，如果不上个好的大学，将来饭都没得吃的，以增加他的危机感，等等。反方却认为，如果 17 岁的男孩这点道理都不懂，那是傻瓜一个，随便讲啥道理都没用。而且，相信管先生夫妇把这些道理都讲了无数遍了，结果是越讲越没用。所以还不如抓住一个核心，就是守住父母和孩子的亲情，在任何情况下，都营造一种友好的、理解的气氛，即便是威威每天 24 小时上网，他也还是自己的上网的儿子，永远让他享受“儿子的待遇”，不要让网络阻隔了亲情，亲情第一，上不上网简直太不重要了，等等。

听着这些主意，管先生夫妇表情极为复杂，看得出来有很多不甘心，也看得出来他们多少有些同意反方的“骇人听闻”的点子。威威则表现得有些慌张，我估计他是在想，如果父母这样对我，我到底该怎么办。

三个小时很快就过去了。我对这个家庭的到来表示了感谢。在他们离开之后，我建议对这个家庭进行追踪咨询，并提了一些咨询的思路。

三个月后，我的学生给我打电话，她随后又对这个家庭做了四次访谈。情况在朝好的方向发展：管先生夫妇不愧是受过良好教育的人，悟性极高，他们一直都在致力于跟孩子改善关系，把威威不上网看成了一件“次要的事情”，以至于使得他们和威威的关系简直有点“温情脉脉”。半年之后，她又打电话来说，威威竟然去上学了，还转告了威威上学那天对父母说的名言：你们对我这么好，别说让我上学，就是让我往火坑里跳，我也愿意。威威的爸爸也不无幽默地回答说：儿子啊，你不管是上学还是跳火坑，你都是我们的好儿子，现在想想，上个网算什么，搞得差点把个家都毁了。

我在电话里听了大笑，为我的好学生，也为了威威这个曾经很可怜，现在却很强大的孩子。

成长就是背叛自己的童年

一些涉世较深、把人性看得较透的所谓老江湖，会高度怀疑人的忠诚品质。李敖说得就很极端，他说，没有任何一个人比一条狗更忠诚。事实似乎也的确如此，被朋友出卖的事情司空见惯，但真的没听说过狗出卖主人的。

李敖大约没有学过精神分析，如果他学过，他就不会说这样的话了。精神分析告诉我们，一个人的人格是由他早年所处的心灵成长环境决定的，在他成年以后，他的一切的一切，包括外表和内心、言语和行为、成功与失败、幸福和悲伤等等，都或直接或间接、或明显或隐晦地与他的童年有着千丝万缕的联系。童年的经历，就像一个刻满了各种符号的火红的烙铁，印盖在一个人的心灵上，即使穷尽一生的时间与精力，也永远无法将这些印记抹去。而最不愿意抹去它们的，恰恰又是这个人自己。从这个意义上来说，人实在是最忠诚的动物。狗的忠诚，是本能的行为，说到底是对造物主的忠诚，这实在算不了什么，因为它别无选择。而人的忠诚，则是对先天之后的、人为的环境的忠诚，这显然是一种更高级别的忠诚。

每个人的童年，都有一个共同的特点，就是跟抚养者的矛盾的关系。绝大多数情况下，主要的抚养者就是母亲。婴儿躺在母亲怀里，小嘴吸吮着母亲的乳头，脸上布满安全和幸福的微笑。这是这个世界上最亲密、最感人的关系，似乎天崩地裂都不可能将这样的关系切断。但是不必等到山崩地裂。在每个婴儿的内心里，早已有着切断这种关系的愿望，此时此刻的依赖与缠绵，只不过是为了将来更好、更远地离别而已。一个人一生的成长之路，就在这样的纠缠与分离之间的冲突中展开了，只有到了生命的尽头，冲突才会真正停止。

抚养者越是能够给予孩子高品质的亲密关系，孩子就越有能力跟抚养者分离。换句话说，抚养者做得越好，就越会被“抛弃”，越会变得不再被孩子需要，这会导致抚养者的严重焦虑。所以抚养者经常会用各种连自己都不知道的方式，来改变自己被抛弃的宿命，父母跟孩子之间永恒的冲突就这样产生了。一切心理疾病，都可以被理解成在这样的冲突中，孩子屈从于父母的压力，以生病的方式使自己停留在需要被父母照顾的状态中，来缓解父母被抛弃的焦虑。这是一种具有牺牲精神的、悲壮的“合谋”。

疾病呼唤着医生。心理医生的任务，就是帮助一个人和他的家人共同对待成长与分离的烦恼；心理治疗的过程，就是在一个人造的环境中重现童年的成长现场，帮助来访者重新过一个健康的童年。

童慧琦博士翻译的雅罗姆的《日益亲近：心理治疗师与来访者的心灵对话》，细致地再现了心理治疗的过程。这一过程枯燥而琐碎，充满了沮丧与哀伤，当然也有着希望与愉悦。从本质上说，金妮和雅罗姆的关系有着婴儿与母亲的亲密和纠缠，亲密得血肉相连，纠缠得难舍难分。这既是一种滋补心灵的链接，同时也可以将关系中的所有人折磨得形销骨立、精疲力竭。读这本书也有类似的感觉，每个字似乎都有千钧的重量，滞碍着阅读的视线，时间分分秒秒过去之后似乎还停留在原地。

对我个人来说，这一场景是如此熟悉。在过去若干年里，我和同时代的中国医生们都在补着课，这一课就是跟来访者成千上万小时地浸泡。在一般人的想象中，这个过程是一个心理医生指点他人人生的、解惑答疑的过程，流畅而清晰。实际上，这个过程就像行走在雨夜的山路上，双方都可能一次次地跌倒，又一次次地爬起来。就这样互相搀扶着，直到在某一个不期然的时刻到达山顶，见到曙光。

心理治疗师跟教师的区别是：后者给人指导，教给人理性层面的知识，师生关系实际上是一种给予和接受的关系，一方有问题，另一方提供解答，情感层面的纠葛即便有也相对来说比较少；而前者是给人提供一种关系的平台，在这个平台上，来访者一方尽情展现他的可供观察、分析和修正的爱恨情仇，不可避免地，治疗师的爱恨情仇也会深深地卷入其中。而且更大的区别在于，治疗师并不掌握来访者问题的具体答案，一切答案都尚在路上，需要双方共同去寻找。由此可以看出，教学涉及的是智力和能力，而心理治疗涉及的是人格。人格是支撑智力和能力的基础，在人格基本完善的前提下，智力和能力的发挥是自然而然的事情。如果人格不完善，智力和能力再强大，也不可能得到好的使用。

两年前，我问当时担任国际精神分析协会（IPA，荣格是首任主席）副主席的挪威资深精神分析师瓦温（S.Vavin）：在过去二十年里，你专业上最大的进步是什么？他的回答是：变得更加能够在与来访者关系不明确的情况下，继续分析工作。我听后极其震惊，因为这句话的意思就是说，他变得更加能够忍耐了。原来高手就是更加能够忍耐而已。我后来才慢慢明白，这样的忍耐后面，该有多少的知识储备，又有多少年对性情的磨炼啊。

这本书的书名直接呈现了母婴关系的一部分，即相互亲近的那一部分，却忽略了彼此日益远离的事实。亲密是为了别离的。在别离之后，另一种亲密即将发生，那是健康的母亲和健康的孩子，或者变得健康了的来访者和医生之间的健康的亲密。

这不是一本好读的书。慧琦让我做校对工作，我做得无比难受，由此可以想见翻译过程是怎样艰难。实际上，一切有关心灵的事情，都是艰难的。翻译和读这样的书如此，做心理医生如此，去看心理医生也是如此。

不过，就像纠缠是为了离别一样，对心灵之路艰辛的体验，也是为了行进得轻松一些。人生如此之短，人生的意义就在于在有限的时间里走更远的路。生命的终点离起点的距离，几乎完全等于一个人一生的成就。从这一点来说，一个人对自己童年的“背叛”本身，就是成长和健康。

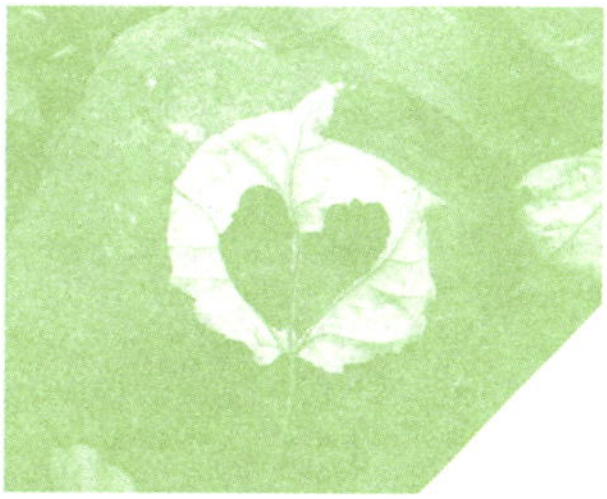

第三章

chapter three

心灵的伪装

心 灵 的 伪 装

春风吹过，一阵阵花枝乱颤，这让我们知道春天来了。也不一定要在春天，即便是在天寒地冻、万物萧飒的季节，也总是有美好的女性在那里用醉人的笑脸和灵动的身躯制造着春意。所以我们活着。

“我爱你”的魔力

最近听朋友讲了一个故事。

一对年轻夫妇有一个刚满四岁的儿子。一天早上，丈夫上班前嘱咐妻子把一瓶安定类药物藏好，以免儿子误服。妻子说放心吧，我会藏好的。丈夫到了公司不久，就接到了妻子的电话，说儿子把那瓶药吃了。丈夫赶往医院，途中知道了儿子死亡的消息。在医院丈夫见到了妻子，走过去搂住她，对着她的耳朵说了句话。

讲故事的这位朋友是一个制造悬念的高手。他没有立即说那句话是什么，而是要周围的人猜一猜。有人猜测，丈夫说

“这不是你的错，我应该把药藏好后再去上班的”；还有人想，丈夫说的是“别太自责，既然事故已经发生了就让它过去吧”；甚至有人认为，丈夫说的是“我们可以再生一个”。很显然，这些猜测，连猜测者本人都不会太满意。

等到大家停止猜测，讲故事的朋友揭开了谜底。这位丈夫只说了三个字，那就是：“我爱你。”

坦率地说，很久以来，不管在什么文艺作品中听到或者看到“我爱你”这三个字，都不会激起我太多的感觉。再怎么好的东西，如果不被置于恰当的场景中，它就不会真正打动人。而这三个字，实在被在不恰当的环境中使用得太多了。

而在这个故事里，这三个字因为被置于一个极端特殊的场景中，所以它有几乎把人击打到昏迷的力量。只记得在那位朋友说出这三个字后，我好长时间都处于似乎没有感觉的状态，意外的结果不仅打击了我的智力，还打击了我自以为还过得去的气度和胸襟。

在以后的几个月里，我经常给别人讲这个故事。我也学着那位朋友的样子，让听的人最后猜一猜，丈夫到底说了什么。结果没有一个人猜对。而且毫无例外，每个人在知道答案之后，都感到非常震惊。我就想，这到底是怎样的一个男人啊？为什么他说的那么简单的三个字，就没有人能够猜得到呢？

一直在脑海里勾画那个男人的形象——外表的和内心的形象。对外表的想象似乎很简单，他不必是身材高大威猛的，许多这样的男人常常过分仰仗肌肉的力量，内心的强度往往令人失望。他的面孔很帅气吗？也未必，虽然相由心生，但相又怎么能完全地表达内心的丰富呢？还有发型，还有衣着，等等，真的随便怎么想象都可以，因为那些都不重要。

对这样一个男人内心的想象，绝对是一件很艰难的事情，也是一件很刺激的事情。一般说来，你的内心需要比他更广大、更深远，你的想象才可能越接近他的真实，否则，你的想象就可能不过是你的投射而已。扪心自问，我不如他。但我还是要想象一下，怀着敬畏的心，并尽一切可能客观。

一个叫作霍尔姆斯的人，对一些生活事件做过心理学评估，评估它们对一个人的影响程度，或者说伤害和打击的程度。他认为最严重的生活事件就是配偶的死亡，分值是 100 分，其他的事件，如夫妻分居是 65 分，被拘禁是 63 分，被解雇是 47 分。家庭成员的死亡是 63 分，但我估计这应该不包括因为自己的错误而导致幼小的孩子死亡，而只是指家庭中的老人因病死亡等等。如果让大家评判一下孩子的意外死亡的分值，我估计会大大超过配偶死亡的分值。

这也容易理解。对每一个个体而言，基因和社会因素都决定了他或她最重要的任务，就是让自己的遗传信息在这个星球上连绵不绝地传递下去。后代的死亡对一个人的打击，几乎是毁灭性的。“断子绝孙”仅仅用于骂人就已经极其恶毒，当它真正发生的时候，绝大多数人都不堪一击。

回头再看这位丈夫，或者说这位不同凡响的男人。先看他用了多少时间从沉重的打击中走出来的。我听不懂广东话，所以对学广东话兴趣不大。但一位朋友告诉我的一句广东话“成语”，让我很有兴趣，这句“成语”叫作“咸鱼翻身”。用这四个字来描述这个男人从悲痛中的逃离状，实在太好不过了。

咸鱼翻身的意思是说，被杀死了、剖膛了、腌制了、晒干了的鱼竟然还活了过来，比喻不可能发生的事情却实实在在地发生了。从亿万年进化的时间长度来说，组成咸鱼的那些化学元素重新组合成一条活鱼，也不是完全不可能的事。但是，从这个男人知道儿子吃药到他说出“我爱你”三个字，也许只有一个小时左右的时间。

将心比心，我猜想这个男人在知道儿子死亡的那一刻，他的心真的被剖了、腌了，并且干枯了。在如此之短的时间里真的就能咸鱼翻身，并从口里吐出那么鲜活的字句，实在是一个精神的奇迹。

做过父母的人都知道，孩子会在自己内心占据多么重要的、巨大的位置。当孩子突然永远地消失，巨大的心灵空洞就产生了。不仅仅是空洞，而且还是血肉模糊的创口。人在这个时候是极其脆弱的，他或者她需要调动自己的一切力量来对付这种局面，而且经常需要来自外界的支持与安慰。

在这个故事里，没有来自外界的帮助。这个男人全靠的是自己的力量。能在那么短的时间修复那么巨大的创伤，那力量该是多么强大啊。我们可以想象，在那个巨大的空洞周围，一定有许多备用的材料或者养分，可以迅速地填补那个空洞。而且，不仅可以填满自己的空洞，还可以填满妻子内心的空洞。“我爱你”三个字，是多得溢出来的填补空洞的材料和修复创伤的养分。

这个男人的内心，真的是丰富无比而且广阔无比。《世说新语》上说：“叔度汪汪如千顷之陂。澄之不清，扰之不浊。”这个男人的心胸应该也是跟叔度一样不浊不清吧？以人的天分修炼到如此近于神的境界，实在是令人叹服。

比较一下另一些男人，他们在作为男人的“硬件设备”上跟这个男人并无差别，但内心的差别判若云泥。对妻子或者孩子芝麻大小的过错，他们都可能会横加指责、暴跳如雷，甚至大打出手。他们的内心过于狭小，容不下些许的压力或焦虑；或者他们的内心过于贫乏，无法吐出爱与宽容；甚或他们的内心还过于刻毒，以至于需要把这些刻毒抛向他人，他们自己才安心。别以为这样的男人数量很少，实际上，这样的男人数量比我们想象的多得多。要不然这世上就不会有那么多不幸、疾病、罪行和人为的灾难。

在他人犯了错误，并对自己造成伤害的时候，一般人的做法就是把自己的难受通过指责犯错的人转嫁出去。

原来可以不那么哀伤

20 世纪 80 年代初，离婚还不像现在这样司空见惯。在某单位的住宅区里，住着近一百户职工，离婚的只有一对夫妇，就是林子的父母亲。

那年林子十岁。十岁以前，林子对家庭的记忆，几乎只有父母间永无休止地争吵和打骂。她父亲嗜酒如命，每次喝完酒后都要无缘无故地指责妻子，多数时候林子的母亲会忍着，忍不住的时候也会还嘴，这样你一句我一句，争吵经常持续到深夜。父亲大约每周都有酒后失控的状态，那就不仅仅是骂骂而已了，直接会大打出手，所以林太太身上经常是旧伤未愈又有新伤。

每当父母争吵和打架的时候，林子就吓得全身发抖。邻居也习惯了这对夫妇的特殊“交流方式”，知道旁人劝架的效果等于负数，所以也就不劝了，只是觉得林子很可怜，所以经常在他们争吵的时候把她带走，以免她受到太多的伤害。

离婚之后，情况就好多了。林子跟妈妈，父亲会偶尔来看看她。母女俩相依为命，日子过得很平静，不再有以前的担惊受怕。林子学习很用功，又很聪明，后来考上了这个城市最好的大学，接着又考上研究生。

因为受父母婚姻的影响，林子在谈恋爱之前就已经想好了：一定要找一个不喝酒、脾气好的男人。大学期间，第一个追她的男孩是班里的体育委员，林子实际上也很喜欢他，但看到他壮实的身体，联想到父亲打母亲的场景，林子害怕了，坚决地拒绝了那个男孩。那个男孩伤心欲绝，最可怜的是他连自己为什么被拒绝都不知道。

研究生期间，一个脾气温和、外表文弱的高年级同学开始追求林子，这次林子动心了。恋爱期间，林子还设法考验这个名叫李飞的男孩。在一次同学聚会中，林子当着大家的面，找了个莫名其妙的理由，冲着他大发脾气，还朝他身上打了一拳。弄得她的男朋友满脸通红、目瞪口呆，一句话也说不出来。这就是男友的全部反应，令林子很满意、很放心。

研究生毕业，林子就跟李飞结了婚。两个人分别在相邻的两所大学教书，跟仍然单身的林子妈妈住得很近。两人的婚姻却并不幸福，因为林子发现了很多李飞的“弱点”。刚开始的时候，是妈妈老在林子面前说李飞的不好，并且说，我是你妈妈，又是旁观者，所以看问题比你本人要看得清楚些。她说，李飞主要的缺点有：不求上进、贪玩、生活习惯不好、不会做家务等。而且，林子的妈妈对这个女婿一开始就不太满意，并且越来越不满意。妈妈说女婿的坏话，说得证据确凿，使林子全无反驳的机会。有一次，林子妈妈还给女婿写了一封长信，信上历数其毛病，希望他痛加改之。母女俩见面，谈的多半也是李飞的不足之处，经常谈得很激动，到最后，都不知道谁在影响谁了。

李飞的确脾气很好，面对妻子和岳母的挑剔，往往一笑了之。但他也有偶尔生气的时候，原因是林子拒绝跟他同房。两人性生活的次数，结婚半年内还比较正常，到后来就越来越少，经常是一两个月才有一次。对林子来说，每一次都是尽义务，否则一次都不想要。不过李飞的生气也很柔和，最多叹一口气，就没有其他反映了。两人的语言交流也越来越少，都在避免交谈可能引起的不愉快。疏远归疏远，在林子生病或者生小孩的时候，李飞对她的照顾堪称无微不至。

后来林子生了个儿子。儿子给林子带来了很多快乐，也带来了很多担忧。跟丈夫这种不像夫妻关系的夫妻关系，极大地影响了林子的生活和工作。在情绪越来越低落、跟丈夫的关系越来越疏远的时候，她想到了看心理医生。

在我的咨询室，跟我的开始几次交谈中，林子谈了她的童年经历和现在的情况。我一直都在脑海里试图建立这两者之间的联系。在心里有了一个大概的猜想之后，我开始提问。

我首先问，你和你母亲现在的关系，应该是一种什么关系？我给了几个答案让她选择：母女、上下级、成年女人和成年女人。经过反复讨论，她认为目前的关系好像还是母女关系多一些，并且认识到，如果更多地变成成年女人跟成年女人的关系，也许健康得多。我听了以后很高兴，心想，她有如此悟性，下一步就好走多了。

我接着问，你和你妈妈，会分别给她的婚姻打多少分？她有些吃惊，想了想以后回答说，两个人打的分都不会超过 1 分。我又问，那你和你妈妈分别会给你的婚姻打多少分呢？她再一次感到吃惊，想了好长时间，才说，跟她的婚姻比较，我给我的婚姻打 9 分，我估计她也会给我的婚姻打 9 分。

然后我们沉默了好几分钟。这是在咨询中经常发生的事情：我们在生活中很多不好的情感，大半来自我们不正确的、模糊的判断，当判断变得清楚的时候，就会发现原来我们是可以不那么哀伤和消极的。对林子以及对她的母亲来说，都没有任何理由对一个可以打 9 分的婚姻不满。

我用提问打破了沉默。我问道：你妈妈为什么对你丈夫不满呢？除了她说的那些你丈夫的原因，还有她自身的原因吗？林子联想到刚才说到的“成年女人之间”的关系，大惊失色，反问道：你不会是说，我妈妈嫉妒我的婚姻，说我老公的坏话是为了挑拨我们的关系，让我们跟她一样不幸福吧？

这是一个很严峻的问题，我没有正面回答她。我想了想，从另一个侧面反问道：你想想后再告诉我，如果你婚姻很幸福，你妈妈婚姻不幸福，而且现在仍然是孑然一身，那在你幸福着的时候，会不会感到内疚呢？林子想都没想就说，那当然，我幸福，却衬托得妈妈不幸福，那是不孝嘛，不孝可是要遭天谴的。

我说，是啊是啊，不孝的人再优秀都可以说一无是处。但是，对你来说，有两种孝的方式，一种是你现在干的，挑剔老公，把自己的婚姻也破坏，用一切可能的方式激怒你老公，让他对你不好，不把妈妈的人生衬托得太不幸，使你可以和你妈妈“同病相怜”。听了这段话，林子很沉重地说，有一次李飞告诉我，他也许会有憋不住的时候，我当时听了很害怕。

我接着说，还有一种孝的方式，就是你尽可能使自己幸福。你是你妈妈的女儿，她至少在她能够感觉到的愿望上，是希望你幸福的，所以你的幸福是她幸福的一部分。还有，如果你幸福了，就可以用你幸福的那一部分影响她，使她慢慢从她的婚姻阴影里走出来，或者说，使她重新获得相信婚姻、重新生活的能力。她经历了那么多磨难，如果没有人用事实向她证明人与人是可以好好在一起生活的，那她就会永远都不相信幸福是一种真实的存在。所以，你幸福了，不一定是对她的打压，而是对她的鼓舞和提升。

林子又一次沉默了。我知道，对她来说，撇开妈妈“独自地去幸福”，是一件不容易的事情，而且，把自己的婚姻幸福跟母亲的处境联系起来看，是一件稍微有点荒唐的事情。

在一周以后的那次咨询中，林子告诉我，她跟母亲进行了一次很深入的交谈。先是谈到李飞的那些“毛病”是不是不可以忍受。后来的结论是，那些所谓“缺点”，几乎可以在她俩认识的所有男人身上找到，似乎李飞的毛病还轻一点，完全没有到“不可忍受的程度”。然后又谈到了彼此的婚姻。林子母亲说，你的婚姻比我的好多了，我当年的理想就是不挨骂不挨打，可这一个基本的目标都没有实现。说实话，作为女人，我内心里是嫉妒你的，以前不敢承认这一点，现在敢承认了。

我听了很高兴。作为心理医生，有时候不一定能立即导致来访者的好转，但有一点是可以立即做到的，就是促进来访者跟他人的交流。很显然，林子母女之间的交流通畅了，好转只是时间问题。

在大约第十次咨询时，我让林子站在旁观者而不是妻子的角度谈谈李飞。开始的时候，谈得不太流畅，偶尔会有一些停顿，似乎从不是妻子的角度看李飞有点困难。慢慢地就流畅起来了，引用了很多别人评价李飞的话，绝大多数是正面的，如脾气好、聪明、重感情、工作努力等等。说到最后，她笑了一下，问我：你是不是觉得我找了个宝贝自己不知道，却一直都把他当成废物啊？我听着有趣，也笑起来。

几周后再见面，林子告诉我，现在的夫妻关系基本恢复到刚结婚那半年的状况了，自己的心情也好了很多。李飞也很高兴，他的那些“毛病”好像也基本不存在了。然后林子又自嘲地说，也不知道是他真正“改邪归正”了，还是我自己变得宽容了。岳母跟女婿的关系也在发生变化，两人竟然有时候还在一起谈谈娱乐界的八卦新闻，谈得津津有味。

最后林子说，她母亲很奇怪她最近半年有这么大变化，好像从一个小女儿变成了一个成熟的女人，问她是怎么回事。她犹豫了一下，就告诉母亲自己看心理医生了，母亲听了一个晚上没说话。第二天一早，母亲给她发了条手机短信，说她也要看心理医生，也要处理一下自己性格上的问题，并且还要总结一下自己失败婚姻的教训。林子问我，母亲那么大年龄，看心理医生还有用吗?

我说，当然有用。看心理医生相当于吸收精神食粮，没听说过年纪大了就不需要吃饭的。林子说，那好，我就帮她约个医生吧。我说，你给她电话，让她自己约吧，饭要自己吃才对头啊。然后对林子的咨询就正式结束了。

“滴水之恩，涌泉相报”是自恋

人都应有感恩之心。感谢老天创造万物，感谢人与人之间的相亲相爱，感谢一切值得感谢的人和事。

但是，任何事情都不能做过头。过犹不及，受人滴水之恩，以涌泉相报，显然就过了。而且，这种“过”中包含着难以被人察觉的俗气与恶意。

想象一下受人之恩时的感觉，一定是很复杂的。最低限度，受人之恩时至少有两种感受：一种是感激，毕竟别人是好意，在帮助自己渡过难关；另一种则是不如别人的低价值感、难堪感。没有人愿意处在被人帮助的状况中，人都渴望优越，被帮助则是一种自己不优越而别人优越的状况。所以，涌泉式的报恩，不如说是报仇——报当年被贬低之仇。

屠格涅夫在《爱之路》中说：一切感情都可以导致爱情，导致热烈爱慕。一切的感情：憎恨、怜悯、冷漠、崇敬、友谊、畏惧，甚至蔑视。是的，一切的感情……只是除了感谢以外。感谢是债务，但爱情不是金钱。

爱情是一种纯粹的、原始的情感，在爱情中付出和得到都是自然而然的，所以无所谓回报。而感激则是一种经过“掂量”之后产生的、继发的情感体验，其中包含了“应该”“必须”等等强制性的内容，并且与伦理道德之类的规则有关，所以，爱情跟感激如水火一样不相容。

太把自己当回事的人，有时候表现出来的往往是太把别人当回事。以涌泉对滴水，看起来是成千上万倍地回报别人当年的付出，使别人“受益”，实际上是在找回当年失去的尊严。而且，这样做甚至包含这样的暗示：你当年之所以帮助我，不过是为了以后得到千万倍的偿还，那好吧，我现在就给你，你拿去吧。很显然，这是对施恩者动机的恶意贬低。

有恩不报，不是君子所为。但君子报恩，不是为了在施恩者面前找回尊严，也不是为了让施恩者不后悔当年的“投资”，而是为了传递施恩者助人的高尚品质。他们会把自己曾经得到的帮助，在更大范围、更高级别上转送出去，使更多的人受益，使这个世界更加温暖和美好。比如，一个曾经被人资助上学的人，在自己成功之后，变成一个大量资助失学儿童的慈善家。这样的报恩，就是高尚的、大气的、升华了的报恩。

站在施恩者的立场上想想，如果有人成天念叨着要向你“涌泉”报恩，并不是一件很愉快的事情。不愉快的程度，可能仅次于有人总是要找你报仇。恩仇属于过于强烈的情感，太多的时候，会让人有不堪承受之重。

大恩不言报。那是因为事实上真正的恩情是不可以回报的。滴水与涌泉之分本身，就是对恩情的商业化判断，这样的人，不懂什么是真正的恩情。危难之时，滴水可以活命，所以滴水并非滴水；腾达之时，以涌泉之数量，又有何用？

在佛家那里，恩仇尽灭。这当然是最高境界了。人生始于虚空，终于虚空，恩仇都是两个虚空之间的短暂存在，不值得过于当真。恩仇泯灭、真情浮现的人生，才是生命的自在状态。

对创伤成瘾

从导致心理创伤的原因来看，有没有心理创伤这么回事儿，都是一个问题。同样的一件事，对有些人来说，已是灭顶之灾，而对另外一些人，只不过像是被蚂蚁咬了一口的小事而已。差距之大，不可以以道理计。

一次，一位女性朋友发来短信说，她因为一件事情受到了巨大的精神伤害。事情的经过是这样的：一所大学通知她参加一个在十一长假期间举办的学术会议，该学术会议的内容是她很感兴趣的，但她已经事先安排了这个时间去国外度假。一番犹豫之后，她决定放弃度假去参加会议。十一那天早上，她开着车、带着钱去大学报名，却因为一个看起来莫名其妙的理由，她被拒绝了。

看完短信，我可以想见这位朋友当时的失望与愤怒。过了约一个小时，我回复了一条短信，内容是：你希望这件事对你的伤害有多大呢？又过了大约一小时之后，这位朋友回短信说：你这么一问，我一想，怎么就觉得这件事也没什么了不起了呢？

这是一个典型的对心理创伤进行澄清的过程。心理伤害跟身体伤害是完全不一样的。身体伤害是在物理学层面发生的，在这个过程中，伤人者主动，被伤害者被动，而且受伤害者身上会留下肉眼或者仪器可以检测出来的创伤。而心理伤害是发生在象征层面的，看似伤人者主动，被伤害者被动，其实并不一定是这样。

一般说来，任何心理创伤，都必须有所谓受伤害者的“配合”，才能完成。举个简单的例子，如果有人用中文辱骂你，你会觉得受到了伤害；但是，如果他用你不懂的俄语辱骂你，你可以完全一点感觉也没有，伤害就无从谈起了。“澄清”地说就是，你懂中文就是对用中文辱骂你的人的一种“配合”，你不懂俄语就是对用俄语辱骂你的人的一种“不配合”。所以在这样的心理伤害面前，受伤害者也是主动的那一方。

在上面提到的女性朋友的经历中，看起来她是完全的受伤害者，受伤害的程度，似乎完全由拒绝她的会议主办方决定。我所提的问题——“你希望这件事对你的伤害有多大呢？”——改变了这一事件中主动方和被动方的位置，隐藏着这样的意思：这件事已经摆在那里了，受多大伤害，完全由你自己看着办。你可以把它弄得很大，大到杀死自己或者别人，也可以把它弄得很小，小到哈哈大笑之后跟自己说正好有时间彻底放松一下。

这位女性朋友的悟性实在是太好了。在短暂的思考之后，马上就让自己从这件事情中脱身。这样的利落，当然也是因为她实际上早就为不受伤害做了性格上的准备，这种健康的性格可以称为“趋乐避害”型性格。但也许对另外一个女性来说，在遇到同样的事件和同样的专业处理之后，仍然对该事耿耿于怀，使自己长期处于创伤性的状态中不能自拔，对这样的性格，也有一个描述性的“诊断”，叫作“对创伤成瘾”。

心理健康状态要看面对外界的心理刺激，你内心的稳定程度有多大，一般来说，越稳定就越健康。而这种稳定，取决于你的性格在多大程度上把这些事情当回事儿。把有些东西太当回事儿，实际上就是为自己受到这些事的伤害做好了前期准备。

佛所谓“无我相”，则是最高级的境界了。在“我”都不存在的情形下，伤害藏身何处呢？

自作多情是自己制造的

假如有一个人，他能够完全客观地看待世界和他人，不掺杂任何主观的东西，那会是怎样一种状况？答案很简单：他不是一个人，而是一部机器；他自己不会有做人的乐趣，他能带给他人的，最多也就相当于一个高科技的无生命的产品。这让人想到一部精密的数码相机。光线照在万物之上，通过照相机的透镜，反射到感光材料上，然后再经过芯片的运算，变成庞大的数字，最后再通过打印机，呈现万物本来的样子。客观是客观了，但若一个人仅仅是做到这样的客观，显然很可悲。

现代物理学认为，完全的客观是不可能的，这就是所谓的测不准原理。只要有观察者在，观察者就会影响到被观察的对象的状态，所以测到的状态并不是真正客观的。尤其是在观察心理、社会等现象时，主观对客观的扭曲，更是司空见惯。

世界本来是同一个世界，但在不同的人眼里如此不同，原因就是每个人在看这个世界的时候，掺入的主观材料不一样。每一个人，首先都是生活在一个自己制造的世界里，这个世界我们称为投射的世界，这个世界隔离了人与真实世界的关系。这种隔离，少了多了都会造成问题。先说少了会怎样。一些经过了灾难性事件的人，他们投射的安全的世界就变得“薄”了，这使他们更接近真实世界的不安全。我们也的确生活在一个不安全的世界中，在任何地方、任何时候，没有人可以百分之百地保证自己是安全的。没有经过创伤性事件的人，他们可以制造一个投射的、百分之百安全的世界，所以他们能够从容地生活、工作。心理医生对经历了灾难性事件的人首先要做的，就是让他们重建“虚幻的”安全感，使他们投射的世界变得“厚”一些，“厚”到足以让他们认为普通的生活百分之百不会有灾难的程度。

再说投射的世界太厚。这会使一个人跟现实的世界太脱节。自作多情的人就是这类人的典型。他们生活在这样一个自己制造的世界里：所有漂亮的异性，都对我有意思。这种幻想，一方面可以给他们带来欣喜和活下去的力量，但另一方面，他们与现实不协调的得意，会引起周围人的嘲笑和厌烦。

投射的世界，实际上是这个人内心世界的一部分。有人曾经打过这样的比方：单细胞生物，已经有一整套自我保护的设施，包括细胞膜和细胞质里的一些物质。如果攻击是来自外界，这些保护设施就会发挥作用。如果攻击来自内部，危害就难以防御了。最好的办法就是，把这些内部的威胁，想象成来自外部的，即“投射”到外面去，这样就变得容易抵御了。自作多情的意思就是，我对所有漂亮异性都有意思，但我不能承认，承认了会很没面子，所以我就将其想象成他们对我有意思，至于事实是不是那样，我就管不着了。

有时候，这样的投射会把自己置于难受的境地。一位曾经是全国散打亚军的人，走在城市的街头应该很有安全感了吧？但他并没有。他不敢到人多的地方去，因为害怕无意中碰到别人，被暴打一顿；也不敢跟别人争吵，同样是怕被殴打。深层的心理分析后他发现，原来是他总想着要打别人——专业的说法叫作攻击性太强，又没有把攻击性转变成温和的形式，就把它们丢给了别人，以为别人会攻击自己。在弄清楚了自己玩的这一花招之后，这位前散打亚军再走在街头的时候，觉得每个男人都温和得像南极企鹅一样对着自己微笑——虽然这也是自己制造了一个世界，但生活在这样的世界里，感觉实在是好多了。

这个世界到底是什么样子，与这个世界无关，而与你愿意把它制造成什么样子有关。

不必要的提醒就是暗示

近年来每次去北京，都住在同一家四星级酒店。这家酒店是某省的驻京办事处，其二楼餐厅的当地菜，做得非常正宗，百吃不厌。自助早餐也很不错，种类丰富、味道可口。

我习惯在吃饭的时候读点什么。早餐没带什么可读的，眼睛就盯着餐桌上的台号牌子反复看。这牌子正面是阿拉伯数字，我经常坐第十号台。牌子的反面是中英两种文字，中文是：请取适量食物，浪费罚款。英文翻译过来也是同样的意思。每次看这个牌子，都觉得有那么一点点别扭和难受。

这句话的用意当然是好的，是提醒大家不要浪费粮食，毕竟盘中餐粒粒皆辛苦嘛。但这样的提醒是否很有必要，就是另外一件事情了。公共场合提示语的内容，是跟该公共场合出入的人群素质相对应的。假如在这个酒店，写着这样的提示牌：不许杀人，杀人犯法。那就意味着，出入这个酒店的人，有可能有强烈的杀人动机，不提醒提醒他们，就会造成命案。值得欣慰的是，这个酒店管理者很自信地认为，在他们酒店进出的人不必被提醒不要杀人，所以就没写上那样一块牌子。从这个逻辑延伸出去，“别浪费食物”的提醒牌实际上是在提示：你可能是一个浪费者，所以我们需要告诫一声。

被定义成这样一个人，当然是一件不愉快的事情。何况是在清晨，何况是在享受美食的时候，何况是在马上要面临一天的奔波劳累之前。面对这样的情况，有种极端的处理方式，是那种比较猛的人可能干的：马上叫来经理，质疑这种做法，并且极具侮辱性地说，你们四星级酒店就是小气，你见过五星级酒店或者钓鱼台国宾馆写这样的牌子了吗？不过这样做了，马上就可能引来同样带有侮辱的反击：你大气，你去住钓鱼台啊，别住我们四星的啊。如此唇枪舌剑几个回合下来，后果可能比浪费粮食更严重。而多数人会选择一种平和的做法：视而不见，或者看见了就当是说别人而不是说自己。

生活中有很多类似的“提醒”，其实都是不必要的。而且，不仅仅是没有必要而已，而是应该绝对不要。因为有些提醒，实际上几乎等于暗示。比如，一个老师反复提醒某个学生要集中注意力，其实就包含了这样的暗示：你是一个不容易集中注意力的人。能够集中注意力的人当然就不需要别人这样提醒了。久而久之，这样的暗示渗透到学生的心灵深处，他就真的会变成不能集中注意力的人了。在心理咨询门诊，这样的例子实在太多了。

再往深处说，在潜意识层面，防范别人等于防范自己。一个从不浪费的人，他会觉得只取自己能吃得完的食物，是天经地义的事情，不需要提醒。而一个注意力很集中的人，他也会觉得集中注意力是一件自然而然、不必强调的事情。

希望有一天，这家酒店餐厅不必再写任何提示语。如果做到了这一点，就意味着酒店管理者放弃了充当客人监督者的身份，变得更加轻松了，同时这也意味着对客人的高度尊重。这样的尊重，显然可以实现有更大利益的双赢局面。

类似的提示语，也反映了社会与公民的文明程度。文明程度越高，需要提示的东西就越少。或许，传说中的乌托邦就是这样一个社会，所有的纪律和法律都不需要了，因为大家都自然地遵纪守法。到最后，所有的提示语都消失，仅仅留下这一句：更好地生活。

心灵的年龄

1978 年，徐迟那篇报告文学《哥德巴赫猜想》发表之后，对这一猜想的证明几乎成了“群众运动”。我当时读初二，自以为数学成绩不错，也毫不迟疑地参加了这一“运动”。记得在拿起笔在草稿纸上一本正经地列了几个算式之后，就喜笑颜开地宣布自己已经证明这个猜想了。后来才知道，我那时连这个“数学题”的内容都没看懂。

据说直到现在，中科院数学所仍然不断收到一些来自“民间”的信件，声称自己证明了哥德巴赫猜想。这一现象充分证明，中国从来就不缺乏“愿意”攀登学术顶峰的人。数学所认真对待这些来信，专门安排数学家检验这些来信。记者采访时问这些数学家的工作流程是怎样的，数学家回答说，我们只看这些声称自己证明了哥德巴赫猜想的人使用的是什么数学工具：如果他们使用的是到目前为止我们都知道的数学工具，那就表示他们肯定没有证明出来这个猜想。记者接着问，这是不是太武断了？数学家回答说，我给你打个比方，如果一个人声称他去了月球，我愿意相信，但是，如果他声称他骑自行车去了月球，那我就肯定不相信了。因为我们一致的看法是，如果没有新的数学工具，就不可能证明哥德巴赫猜想。

讲这个，仅仅是为了证明工具的重要。没有正确的工具，就不可能达到我们想达到的目的，特别是对一些过于复杂的工作来说。反省中国文化，分辨其中好的和坏的，看看是哪些文化的因素导致了几千年重复的灾难，就是这样一件复杂的事情。

其实在上上个世纪中期，当我们面临千古未见之变局时，对中国传统文化的反省就已经开始了。这些反省得出了一些有意义的成果，但是没有达到足以避免历史强迫性重复的系统性与深刻性。原因就是，在那个时候，我们的反省缺乏必需的工具。

20 世纪初，精神分析运动所带动的人类对自身心灵的探索，是百年来最伟大的文化事件。同样地，人类对心灵的探索跟人类的历史一样长久，但真正的科学意义上的探索，始于精神分析。从此以后，在我们的探索之路上，有了一盏盏明灯。

文化是人类内心世界向外投射的产物。所以，精神分析的触角，也应该延伸到文化领域。朱建军博士的一系列论著，特别是《心灵的年轮》一书，以精神分析为工具，剖析了中国延续数千年的传统文化，向我们呈现了精华与糟粕之间的清晰界限，这些界限原本不是那么清晰。

从这本书的内容看，多数在写传统文化的糟粕，较少写到精华。对此，我们需要对作者也进行一下精神分析。精神分析告诉我们，一切浓烈的情感都包含着爱与恨两部分，只不过经常的情况是，在同一时间，一个人只能感觉到其中的一种，而另一种往往躲在不易被察觉的地方。建军写了那么多中国传统文化的“坏话”，让人感觉到他对这一文化的“大恨”，现在我们知道了，伴随这一“大恨”的，其实是他对其的“大爱”。证据呢，别的不说，就说书里面那么多历史史实，需要花多少时间浸淫于传统文化的典籍中，才能令建军熟悉得如数家珍呢？我无法相信，建军仅仅是想挑毛病而读那些书的，维持这一行为的一定还有另外一个极其强烈的动机，那就是喜爱。

喜爱什么，当然就自然希望这个东西能够变得更好。所以，此时此刻在我脑海中浮现出来的意象是，建军向中国传统文化的幽深处批评性地审视良久，然后断然扭过头，朝向另一个有霞光正在喷射的方向。

不过我个人觉得，建军使用的精神分析这一工具，有点跟中国传统文化一样，过于“古典”了一些。因为，精神分析也有经典与现代之分：前者是弗洛伊德的内驱力模式，后者是客体关系理论。从书中我们看到，建军使用的基本上是经典的精神分析理论与术语。这当然无所谓对错，只不过如果能加上一些关系学派的东西，就能使分析变得更加“现代化”一些。

我个人十分赞成建军的理想，即将抽象的心理学知识平民化。毕竟，传承文化的基本载体，应该是普罗大众，而不仅仅是文化精英。只有人类的整体都掌握了了解自己内心世界的工具，了解了自身文化的优缺点，历史才有可能朝更加人性的方向发展。相信会有越来越多的学者认识到这一点，所以在这条路上，虽然建军现在有点孤独，但最终是不会孤独的。

外表从来都是被内心决定的

第一次看到花枝乱颤这个词，是在金庸的《鹿鼎记》，好像说的是洪夫人被韦小宝调笑之后的反应。这个词给人的整体感觉如春风扑面、性感入骨，而每个字拆开来嚼，也能嚼得满口留香。

花：以花寓美人，或者以美人寓花，是中国传统文化的精髓之一，花与美人取长补短、相互衬托，使植物有哺乳类动物的性魅力，哺乳类动物有植物的鲜艳、清新和香气。

枝：为什么不是树干？因为树干过于笨拙，一是难以撼动，二是即便是动了，动得也缺乏味道，用于形容肥胖女子可以，形容窈窕女子就显得不恰当了。纤细如枝的身材，才有青春的气息，也才有硬中有软、软中有硬的神秘质感。

乱：有规则地动，那是机械运动，全无激情支配下的随意感。而一个“乱”字，把内心七彩斑斓、骚动不安的情感，表达得淋漓尽致。天下有哪一种情不是乱的？又有哪一种由这样的情催动的行为不是乱的？

颤：一种特殊的摆动，摆动幅度小，速度快，从生理学上说，这种运动跟肾上腺素分泌有关，而肾上腺素又跟激情有关。美人可以打球，可以奔跑，但没有任何一种运动吸引异性的效果可以和“颤”相比。美人一颤，旁观者会加倍地颤，不想说会颤得筛糠似的，因为那不雅。

一位面若桃花、腰肢苗条得像细细的花枝的女人，在那里笑得不规则地、小幅度地快速摆动着。这就是花枝乱颤的白话文释义，一种讨打的释义。

花枝乱颤，是看客可以看到的外表现象。外表从来都是被内心决定的。只有一个内心有很多浪漫、幻想与激情的女子，才能笑得出如此效果。一个内心荒凉、胆怯、无趣的女子，即使是笑着，也只有“树干呆立”的效果，观赏性就差多了。

女孩子都有变成花枝的潜在可能性，如果她在生长过程中没有受到太多阻碍，那她将来就可以笑得花枝乱颤。如果成为女人的过程中有太多的阻碍，那就不太可能了。

阻碍多半来自文化，特别是家庭或者说父母所传承的文化。鲁迅说，文化就是限定。用在女人身上，文化就是限定她成为女人的东西，如道德感、价值观、人生观等等。过于“严厉”的文化，其实是反人性的，至少是“反花枝乱颤”的。

首先，过于严厉的“文化”，会使女孩在变成女人的过程中不太“敢”让自己长得像花一样漂亮。导致这个结果的是内心的战争，想变成花，但又害怕由此导致的“文化”的惩罚，待到战争结束时，花季已经过了。这样的女孩，在该开花的季节却没有花的容颜，面色阴暗，或者用满脸的青春痘拒男孩于千里之外。

其次，受影响的是身材。过度“文化”的女孩，要么把自己的身材弄得很瘦，那不是花枝，而是钢丝了；要么弄得很肥，前面已经说过，那是千年树墩，也不是花枝。二者都可以避免自己“招蜂引蝶”，也就避免了现实冲突。只要与身材有关的事，也都与嘴巴有关。内心不宁静的人，多半会跟自己的嘴巴过不去，这是现代心理学证明了的事实。这些人要么吃得过多或者过少，要么会极其啰唆，老是用嘴巴虐待他人。

再次，过度的“文化”是一种过度的规则，有规则就无法“乱”了。人虽然也是能够享受规则的动物，但如果只能享受规则，就不能算是一个完整的人。该乱的时候，也要乱才行。人性从来都是矛盾的、冲突的。

最后，举手投足的规则，也是需要的，但不能过度，过度了，人就僵硬了，就不会有“颤”的效果。那不是“颤”又是什么呢？也许是呆滞，也许是笨拙地、缓慢地、只朝一个方向的移动，这让人想到了当年耕田用的手扶拖拉机。

人的身心从来都是统一的。看一个人的外表，看一个人的行动，就基本上可以知道他或者她的内心风景是什么样的。从来就没有人可以真正地掩饰什么，所以也就不必掩饰。

春风吹过，一阵阵花枝乱颤，这让我们知道春天来了。也不一定要在春天，即便是在天寒地冻、万物萧飒的季节，也总是有美好的女性在那里用醉人的笑脸和灵动的身躯制造着春意。

所以我们活着。

在亲情中加上友谊的距离感

亲情，是这个世界上最宝贵的东西。我们可以从亲情中获得温暖、力量、勇气，以及其他所有我们赖以生存的东西。即使一个人丧失了一切，只要还有亲情在，他就一定能够活下去。但是，亲情不是完美无缺的。由于亲情提供的是一种距离太近的关系，所以也可以是最有杀伤力的一种感情。如果说，没有经过反思的生活不值得过的话，那么，没有经过反思的亲情，同样也是不值得拥有的。作为心理医生，目睹了太多亲情框架内的迫害与被害、施虐与受虐，最令人难过的是，在这样相互拼杀的关系中的当事人，还误以为他们是在相互爱着。很多人的人生悲剧就是在这样的状态下开始的，然后一直持续下去，直到生命的终点。

心理学致力于更多地了解人性，以便给大众提供一些可供参考的建议。相信在这个“有问题、找专家”的分工明细的时代，心理医生们可以给予处于亲情困扰的人们一些切实有效的帮助。以下是一个具体的有关亲情的心理咨询案例。

去年春节后第一天上班，我首先接待的是一个家庭。普通的三口之家：父母加上一个上大学三年级的儿子。大家都坐下后，父亲先做自我介绍说，他是某大学中文系教授，研究方向跟心理医生的理论基础精神分析有点关系。在他说出了自己的名字之后，我略微一惊：这个名字很熟悉啊。看到我的反应，他笑了笑说，也许我写的一篇文章你读过，题目叫

《论词语制造的心理现实》。

这篇文章我的确读过，岂止是读过。记得大约四年前读到这篇文章，欣喜若狂，自己看了好几遍不说，还推荐给了我认识的所有心理医生，并在一个专业论坛上做了转贴。这篇文章的大意是，表面看起来，似乎是一个人在使用特定的词语，但深层地看，这些被使用的词语，也会决定或者限定它们的使用者。举例来说，一个人如果总是使用文雅的词语，这些词语就会使这个人的言行也文雅一些，反之，一个人如果总是使用一些粗俗的词语，这些词语就会使他的言行更加粗俗。在这个意义上，人被他使用的词语“制造”了。

由于印象深刻，我还记得这篇文章的作者姓钱。现在这位令人尊敬的钱教授，就坐在我的面前。也许是因为有先前的好感垫底，我觉得钱教授举手投足中既彬彬有礼，又有一种江湖汉子的豪爽之气。再扭头看钱夫人，虽然已人到中年，但身材修长、满面红光，呈现出来的样子明显要小于实际年龄。

再看他们的儿子，他自我介绍说名叫钱小乾，长得虎背熊腰的，但却是一脸的阴云密布，跟他这个年龄应有的阳光面容相去甚远。我猜想，这就是这个家庭今天要找我的原因了。

大家自我介绍完毕，钱夫人开始说话。她说，小乾在一所省级重点中学读高中时，成绩非常优秀，以年级第一名的成绩考上了省城最好的大学。但是，一上大学就不好好学习了，用她的话说是堕落了。堕落这个词，让我这个从不对来访者的言行做道德判断的心理医生听起来有点意外，但我没打断她的话。钱夫人继续说，小乾住在学校，每次她给他打电话，他都没有在学习，而是在做跟学习无关的事情，比如打球、看电影或者跟同学逛街。这个时候我问，你多长时间给小乾打一次电话呢？钱夫人回答说，大约一周四五次吧。我又问，这是多还是少啊？钱夫人一愣，脸微微泛红，过了好几秒钟才小声说，也许多了点，但马上又提高声调说，打电话去监督他学他都不学，不打电话岂不更糟糕了？

气氛开始变得有点微妙。我接着问，现在情况很糟糕吗？钱夫人叹了口气，把目光转向小乾，意思好像是，那些丑事还是你自己交代吧。小乾直了直身子，咳嗽了一声说，嗯，是不好，到现在为止，我总共有十门课不及格，毕业、找工作都成问题。说完就低下头去，显得整个场景都好像跟他无关了。

在短暂的沉默后，钱夫人叹了一口气，钱教授面色严峻。我打破沉默，对小乾说，这真的是很糟糕的情况啊。我上大学时，总共有三门功课不及格，每次不及格，都让我想到自杀，你现在的情况，比我困难多了。你能不能告诉我，是什么东西让你能够挺过来，让你现在至少还活着呢？

听了我的提问，小乾慢慢地抬起头，看得很清楚，他的眼睛充满了泪水，只是没有流下来。他看了看父母，又看看我，真诚地说，这要感谢那些跟我一样的难兄难弟，我跟他们一起互相鼓励，一起复习准备补考。在小乾回答我的提问之前，我的心情本来是有点沉重的，但在听到"难兄难弟"四个字的时候，差点笑出声来。我心里想的是，一个十一门课不及格的兄弟，的确是一个十门课不及格的人最好的心理医生。

小乾的话刚一说完，好久没说话的钱教授立即说，你的那些难兄难弟也都是一些不学无术的坏朋友，交友要慎重，跟他们在一起会有什么出息？也跟他们一样毕不了业、找不到工作？小乾马上反驳说，他们都不是坏人，只不过是成绩不好而已，他们都是很讲义气的人。钱教授明显生气了，声音虽然没怎么提高，但很严厉地说，哼，讲义气！那是江湖混混儿玩的套路，你可是正在受高等教育的人！

我相信，在到我这里来之前，这样的火爆场景已经在这个家庭的三个成员之间无数次地上演过。而且，在我的咨询室里，也无数次地上演过这样的家庭“战争大片”。在这样的“战争”中，参战的几方使用过很多的词语，但今天，“讲义气”这个词，好像还是有史以来第一次使用到。直觉告诉我，新词语一定会带来新的机会，更何况，此时此刻在我的咨询室里，还坐着一位词语方面的专家。

一阵紧张的思考之后，我找到了突破口。我先问小乾，你觉得爸爸是个讲义气的人吗？小乾想了想说，是的，他是一个对朋友讲义气的人，他的朋友也这样评价他。我看了看钱教授的表情，似乎无动于衷。我接着问小乾，那你觉得爸爸对你讲义气吗？大约是这个问题不好回答，他又一次低下了头。再看钱教授的表情，已经是有点紧张了。

我决定继续问下去，还是对小乾：你能不能告诉我，在你一门又一门课不及格之后，爸爸妈妈所做的所有事情，所说的所有的话，对你起了什么作用？小乾依然低着头，不说话，眼泪一滴一滴掉在了裤子上。我把问题提得更加容易回答了一些：有三个答案，你可以选择一个。第一，有帮助；第二，没有帮上忙，但也没有让你更难受；第三，不仅没帮上忙，反而让你更难受。过了好一会儿，小乾几乎用哭声回答说：第三个。

接下来是有点可怕的沉默。我觉得心很痛，所以不想再说话。三个男人的沉默，伴随着钱夫人时断时续的抽泣声。然后这一次咨询的时间就到了，在有点尴尬的气氛中，我们约了几天后的咨询时间。

几天后，三人如约而至。从他们的面部表情中，我感觉到了一些跟上次不一样的东西，但不太清楚是什么不一样。我开门见山地跟钱教授讨论词语的学问。我问他，什么样的词语会用来描绘亲情？钱教授边想边说：温暖、亲密、甜蜜、血浓于水等等。然后我又问：什么样的词语会用来描述友谊呢？钱教授说：尊重、真诚、拔刀相助，嘿嘿，还有我们上次谈话提到的“讲义气”。

钱教授的两声“嘿嘿”，让我觉得无比轻松，因为这表示，他有一个足够开放的、为改变做好了准备的内心世界。我也笑了笑，说，用于亲情和用于友谊的词语，它们的意思有重叠的地方，也有不重叠的地方。比如，朋友间说“讲义气”没问题，亲人间说“讲义气”就有点怪异了。但是，根据你那篇文章里说的道理，这些固定用于亲情和友情的词语，会不会限定了亲情和友情，或者说会不会强化亲情和友谊的弱点呢？我们可不可以来个颠覆，在亲情中也使用“讲义气”这样的词语和评判标准呢？

一连串的提问让钱先生陷入了沉思。钱夫人和小乾分别说了几点自己的想法，大约都是说这样反思亲情一定会有些好处。最后，钱先生对我说：这些问题不仅关系到他对自己做了 50 年儿子和 23 年父亲的经历的反思，还涉及他的专业领域，所以他要回去好好想想。我笑着同意了。

三个月后，我收到了钱教授寄来的特快专递，里面是一封写给我的信和一篇论文。信是这样写的：

曾医生：谢谢你两次跟我们的谈话。这段时间，我一直在思考有关亲情的问题。毫无疑问，亲情是这个世界上最紧密、最珍贵的感情，但是，因其基于血缘的和婚姻的坚固基础，所以有时会使处于其中的人过于有恃无恐而为所欲为，后果就是带给亲人和自己伤害。在小乾遭遇困难的那段时间，我和妻子对他做的，不仅谈不上讲义气，反而有“落井下石”之嫌。如果能够像你说的，在亲情中引入“讲义气”之类的判断友情的标准或者词语，就会使亲情稍微淡一点，使身处其中的人在言行上更慎重一点。我坚信，这种改变不仅不会损害亲情本身的品质，反而会使亲情变得更加健康和完美。我把这些想法写成了一篇词语心理学研究的论文，即将发表在一家专业刊物上，随信寄给你，请多提意见。

读了这封信，我就知道小乾和整个家庭的情况会朝什么方向发展了。而且，钱先生在内省方面所表现出来的能力和大度，又增加了我对他已有的敬重。我想，我也要写点东西，把在亲情中加上友谊的距离感的想法，告诉更多的人。

固执的内心充满了对他人的依赖感

人是关系的动物。人的肉体和精神，都是在关系中被制造，然后又永远处于关系之中。

面临关系，作为独立个体的人需要面对两种危险。一是关系过近，自己与他人，或者自己与群体的边界不清楚，你中有我，我中有你，于是独立性受到侵害，内心世界容易受到环境的影响，变得不那么稳定和宁静。二是关系过远，或者说与他人和群体的边界过于清楚，以至于到了边界僵硬的程度。在这种情形下，交流受到阻碍，没有交流的状况，是人类个体所能够经历的最糟糕的情形之一，也许只有死亡比这种状况更糟糕一点。所以，关禁闭以切断一个人所有的交流途径，是对这个人除了死刑之外最严厉的惩罚。

遗憾的是，虽然没有来自外界的禁闭令，有些人却由于具有过于僵硬的人格边界，而使自己处于“精神禁闭”之中。具体表现包括：固执，听不进去他人的意见；过分坚持也许不必要坚持的所谓原则；拒绝一切人情世故；轻视情感，过度在乎理性；等等。这样的人，是让别人难受的人，也是让自己难受的人。

深度的心理分析，可以向我们呈现这样的人内心世界的景象。

第一，这些貌似独立、冷峻的人，内心其实充满了对他人的依赖情感。就像所有人一样，他们也曾经无比依赖过他人，比如依赖过父亲母亲或者其他重要人物，但是在这样的依赖中，他们受到过较深的“伤害”，所以对他们来说，依赖永远都是跟伤害联系起来的。为了避免创伤重现，他们需要划清跟他人的界限，“灭绝”对他人的依赖关系。

第二，边界僵硬的人内心是充满了激情的。他们因为害怕自己的激情，所以就过度压制它们，以免它们“闹事”。他们给人的理性的印象，实际上是在以一种无可奈何的方式说：我有很多情感，但我不敢让它们出来。

第三，这样的人还对他人充满敌意，这种敌意可能导致他们对他人边界的突破。毫无疑问，如果他们真的这样做，就一定会使他人反击。为了避免冲突，最好的办法当然是：我不越雷池一步，你也别过来，我们相安无事。

从整体上而言，自我边界僵硬是一种画地为牢式的自我限定。他们会因此丧失必要的人际支持，以及失去在更大的人际平台上发展自己的可能性。要突破这种限定，需要做一些认知方面的调整。

首先要认识到，作为一个个体，对他人的依赖是必需的，这种依赖并不意味着羞耻。而且，只要你对他人的依赖不是婴儿式的“完全依附”，而是成人式的“部分依靠”，那不管发生什么情况，你都不会受到心理创伤。

其次，也许在我们未成年的时候，内心的激情的确是危险的、难以控制的，但是作为成人，控制那些激情，或者把那些激情象征化，并不是一件太难的事情。所以尽可以让这些激情以某种无害的方式展现，而不必一味地将他们压制。

最后，对成人来说，敌意也是可以象征化的，只要象征化了，就不会制造有严重后果的人际伤害。想想奥运赛场上的冠军们，他们就是把内心打败他人的敌意，象征性地转化成了耀眼夺目的金牌。

僵硬的自我边界是可以变得柔软灵活的。只有和他人的交流变得通畅，我们才能更好地生活。

流行语让你缺乏创造力

网络、春晚、电影、电视等媒体，都是制造流行语的加工厂。那些石破天惊的句子或者词语，从一出口就注定了被千万人重复使用的命运。它们和使用它们的人一起，为平淡的生活增加了不少乐趣与色彩。

但是，流行语的频繁使用，也有一个往往被忽略的副作用，那就是对我们所处的语言环境的污染。语言的功能是表达和交流每一个个体的情感和思想，当我们倾听一个人的语言的时候，其实就是在倾听这个人的内心。人的内心是千差万别的，所以语言也一样。一个人使用的词汇、说话的语气、涉及的角度等，都反映了这个人的个人特点，或者说这个人独特的人格。

而当一个人频繁使用流行语的时候，能够呈现他的个人元素的内容就基本被掩盖了。他使用的是制造这一表达方式的人的词汇或者句子，模仿别人的语气，力求模仿得越像越好，而且也从跟原创一样的独特角度涉及问题，虽然有时也会起到意想不到的效果，但事后总令人觉得有看盗版光碟的隐隐的遗憾。所以我们可以说，流行语污染了我们的语言，毁坏了语言基本的表达与交流功能。

归纳起来说，频繁使用流行语，可以起到掩饰自己内心真情实感的作用，反正我说的是众所周知的话，所以你无法知道我到底是怎么想的。可以想象，如果你遇到一个人，你跟他谈事情的时候，他在多数情况下都在背诵流行语，那你还知道他在想什么吗？

而且，很多人使用流行语，是为了制造幽默效果。有时候这种效果的确达到了，但仔细品味，有着夏天隔夜饭菜的馊味。毕竟那种幽默效果是曾经出现过的，毕竟那是在“盗窃”别人的版权。

某年春节晚会后，我曾经看过一个帖子。楼主写了一个极好笑的笑话，跟帖者无数。在看跟帖的过程中，我发现至少有三分之一的跟帖者都说了这样一句话：楼主你太有才了。大家都知道这句话出自何处。看完跟帖，我真的希望这句曾经“很有才”的表达，从来就没有出现过，因为它的出现，毁灭了太多人的才华和独创性，浪费了太多纸质媒体的版面和电子服务器的空间。

流行语如果不被频繁使用，那就不算是流行语了。只不过要有一个分寸而已。如果一定要说一个定量，我选择这样说：任何人使用某一句流行语的次数不能超过三次。如果你超过这个标准，就表明：第一，你在逃避真实地表达和交流；第二，你在钻知识产权的空子“盗版”；第三，你缺乏创造力。我知道，我规定这个数量的做法也显示了我自己三个以上的“毛病”，因为我脑子里想的是已经被重复了远远超过三次的古老的“流行语”——事不过三。

一切有创造性的东西都可能被模仿，从这个意义上来说，某个人的创造性，可能“压抑”很多人的创造性。但这也需要模仿者主动选择放弃创造。如果我们每个人都知道使用流行语所造成的“语言污染”，我们就会自觉地减少使用流行语的频率，恢复语言在表达个人独特体验与智慧上的作用。

一次朋友聚会，桌上每个人都几瓶啤酒下肚之后，一位男性朋友“体贴”地问我：你想上男厕所吗？这一出人意料的对“男”的强调，让我几欲喷饭。相对于以前很多次地听到过对上厕所的其他“昵称”，这样的表达极具超越语言污染的原创性。

但愿这句话不要成为被千万人“蹂躏”，又“蹂躏”千万人智力的流行语。

抱怨——自处低下的难堪

从表现看，抱怨玩的是嘴上功夫；从心理的发展阶段来看，过度使用嘴都是心理发展处于比较原始阶段的表现。说得简单一点，就是极不成熟。神经性贪食症和厌食症，也都是这类问题的疾病表现形式。抱怨虽然还不是疾病，但离疾病也不太远了。

人一出生，别的“功夫”基本都没有，“嘴上功夫”就已经很完备了。天生会吃，是老天给人类的礼物之一。如果心理的发展不受阻碍，婴儿会慢慢地练就其他功夫，如手握画笔表达情感等，嘴上的功夫就不再显得那么突出。但是，如果心理发展受阻，比如因为母亲照顾不周或者照顾“过周”，心理的发展就会部分地停滞在“嘴上功夫”的阶段，抱怨就是这样来的。

抱怨的目的是为了缓解内心的焦虑。注意观察婴儿就会发现，他们在体验到焦虑、恐惧等负性情感时，会立即不自觉地把妈妈的乳头或者自己的手指放到嘴巴里去，一放进去，情绪马上就变好了。抱怨者运动嘴部相关肌肉，实际上也是为了取得吸吮乳头或者指头的镇静解烦的效果。

从关系角度看，抱怨者是在人格上把自己置于一个低人一等的境地。在他或者她的想象中，认定有一个高于自己很多的人在安排着与自己有关的一切人和事，但安排得不好。既然自己低人一等，位置低、力量弱，就不能用多少有点居高临下的方式，如操纵、指责或者辱骂表达攻击，而只能用小媳妇似的抱怨了。

在所有外露的情绪中，抱怨最具有恶性的特点。而且，它的恶性是双重的。第一重针对他人或者环境，它几乎可以给周围的一切染上悲观的、令人厌恶的色彩，并且能够传染给那些本来没那么多抱怨的人。第二重恶意是针对抱怨者自己的，正在抱怨着的人，实际上也是一个正在将自己最弱、最丑的一面示人的人。

不幸学会了抱怨的人也很可怜，因为他们在成长的过程中几乎一定被别人的“嘴上功夫”欺凌过，要不他们也学不会这门落后的“技术”。面对抱怨者，我们既需要一副悲天悯人的心肠，理解他们自我缓解焦虑的努力，同时也要有一双具有特异功能的耳朵：让抱怨者的声音从左耳进，从右耳出，使自己能够跟抱怨者建构的不真实的世界划清界限。

人生是创伤的连续体

一切伟大的文学艺术作品，都会涉及人类群体和个体心理创伤的呈现。比如中国文学的几个巅峰产物——唐诗、宋词、元曲、明清小说的很大一部分，就是呈现曲折婉转、或大或小的心理创伤的。相信这些作品的作者，在把这些创伤诉诸文字或者其他形式的时候，已经处理了自己的创伤，创伤从此不再是一种创伤，而是一种可以用来把玩和欣赏的东西。特别是对于后来者，这个功能更具有治疗性的意义。没有任何东西，比看到或者读到另外一个人竟然跟自己有相同经历和体验的时候，更让创伤的经历者有被共情和被治疗的感受了。

千百年来，这样的治疗功效，一直都发挥着重要的作用。文人骚客抒发于前，同样的文人骚客或者凡夫俗子复诵于后，虽远隔岁月与阴阳，却共有那一悲一喜一爱一恨一叹，再加上醇酒美曲佳人相伴，有哪个中国传统读书人，会认为心理创伤仅仅是创伤的？他们从来不回避创伤，而是表达创伤。在一个东西被表达的时候，这个东西就不完全是这个东西了。

所以，至少是在中国文化背景下，许多关于创伤的词语，都有着不太坏的意思，比如悲壮、凄美、惨烈、壮烈等等。这些词语，读来让人感受到的绝不仅仅是创伤的味道，更多的是一些令人喜悦和振奋的东西。

最近几十年来，随着还原论哲学理论的散布，对创伤的理解开始走向另外一个方向。这个方向的基本理念是，一切心理的创伤，都可以找到生物化学方面的改变，所以对待心理创伤的方式，可以从生物化学入手。从生物医学的角度，我从来不反对人是一个生化物理反应综合体的观点，但是，除此之外，我同样坚信人有着超越生化物理层面的更高级的真实。而且，后一个真实，对于人类的存在来说，比前者更为重要。

人生就是一个创伤的连续体：生命始于创伤，然后终于创伤。在这两个最大的创伤之间，又有无数个小的创伤。如果不是造成了生命质量的巨大下降，或者导致生命的过早结束，这些创伤本身与其说是坏事，不如说是好事，因为这些创伤犹如生命溪流的浪花，可以增加溪流的层次和美丽，使人有别于机器的单调和乏味。从这个角度来说，过快消除创伤以及创伤后的应激体验，就是反人性和反美学的。

殊途同归，都是为了更加美好的人生。被视为纯粹有机体的人和相应的人生，不可能有复杂生命的复杂的美丽感受；同样地，纯粹的创伤性的凄美，也不应该是全部的人生体验。人所需要的，绝不是单一，而是多样，哪怕是有一些痛的多样。

为什么对一些人来说是创伤性的事件，对另外一些人来说犹如风过耳？创伤到底在哪里？创伤对我们的精神世界到底有什么样的影响？对这些问题的回答，至今尚不是太清楚。关于心理的创伤，我们目前唯一清楚的是，自然科学在试图解释它，而人文科学一直在欣赏它。

第四章 chapter four

精神分析的知识

精 神 分 析 的 知 识

弗洛伊德揭示人的非理性本质，是为了使人变得更加理性一些。从这个意义上来说，精神分析是最彻底的理性主义。

精神分析视野下的人类精神世界，跟所谓常识下的人类精神世界相比，完全是另一种景象。这种新视野下的知识，才是真正的知识。

找个人做做精神分析

丰衣足食之后，一个人的精神追求大约可以分成三个类别。

第一个类别是艺术类的喜好。精致的产品，当然也包括大自然的产品，可以带给人内心的愉悦，沉醉于这个类别追求的人，以美为最高的理想。

第二个类别是科学上的探寻。探寻的目标是隐藏在世界万象之后的神秘规律，探寻的过程充满了艰辛和惊喜，这是探寻者的最高理想。

第三个类别是自我探索。以了解自己为目标，更好地活着，是这些人的最高理想。看心理医生，就是自我探索的高效途径之一。

心理医生是有不同的理论背景的。知道这一点，对你十分重要。就探索的深度而言，精神分析治疗具有别的学派无法比肩的优点。但是，很多人认为，精神分析的毛病之一是疗程太长，起效太慢，相对其他治疗技术，太耗费时间了。这的确是一个公正的看法。针对症状，精神分析有着标本兼治的特点，耗时长一些，也是可以理解的。

这个特点是否适合现代社会，就是另外一个问题了。人类社会发展到今天，知识的积累已经到了不可思议的程度，一个人即使穷尽一生经历，也只能掌握其中很小的一部分。所以迅速地积累知识，以便能更好地养家糊口，便成了所有年轻人的必经之路。成年之后，就到了把知识变成财富的时候了，这个过程，同样是急迫和紧张的。往严重处说，现代社会的生活，简直是在制造“抢劫犯”，似乎每个人都在“抢劫”着一切可抢之物，不可有丝毫停歇，因为停歇就意味着放弃和失败。

抢劫外财倒也罢了，更糟糕的是，在这样忙乱的生活中，我们同时也在抢劫自己的一切：生命、时间、健康和快乐。有限的人生大半用在了既内且外的“双抢”上，等到忙乱中突然醒悟时，或许已经到了生命的终点。是喜是悲，就只有自己知道了。

从社会适应方面来说，生活在这个时代，不快也是不行的，但只有快更加不行。恰恰因为这个世界的节奏太快了，我们才需要找一些慢的事情来做，使生命的感受变得更加有层次、有韵味。

精神分析治疗，给现代人提供了一个回味自己的过去和现在的机会。这是一件不可能快，也不需要快的事情；这是一个通向自己心灵幽深处的旅程，每一步跨越都会有惊人的风景，所以每一步的慌乱都可能导致无法弥补的错过。

生活在如此纷扰慌乱的世界上，的确不是一件好事，幸好还可以找到这样一个地方、这样一段时间，使我们可以在迅速消失的光阴里，找到一个可以放心地慢下来的地方，以便更好地享受短暂的人生。

据说，云南丽江是一个晒太阳和发呆的去处。我也曾经去那里发过呆。在温暖的阳光下闭上眼睛，一切都变得慵懒和缓慢，时间似乎停止，大脑一片混沌。几小时后“苏醒”过来，只觉得在天堂走了一遭，华丽奢侈得令人难以置信。跟这样的奢华相比，象牙铺路、金玉满堂之类的奢华，简直就像叫花子打牙祭一样简陋寒酸。

在有钱、有闲的情形下，找个人做做精神分析，实在是一种明智而高雅的选择。因为它可以使你了解自己，因为它可以使你活得缓慢而从容。

心理治疗的目标

大自然像一个巨大的实验室，永恒地运转着各种试验的过程。到目前为止，它已经将一百多种元素以不同的方式和不同的数量组合在一起，在地球上制造出了约一百万种动物、五十万种植物及无数微生物。

人是大自然这个实验室制造的最精致的产品。到目前为止，如果仅仅从猿人出现的时间开始算起，制造人的实验最少已经持续了二十万年。有如此久远的岁月在身后衬托，还有相对于其他创造物的优越性在眼前展现，作为一个人实在是一件愉快的事情。

但事情远远不止如此。一个更为重要的事实是，人这件产品还在制造中，还没有变成“成品”，也许永远也不可能变成成品，而且没有一个人可以活到看见自己所属的物种变成“成品”的那一天。每个人实际上都知道这一点，所以每个人都不会满足于自己作为“半成品”的状况，每个人都想在有限的生命中超越进化的自然进程，提前变成“成品”。按照尼采的说法，就是变成神。从人类有文字记载的历史看，没有一个人真正地变成了神，变成了怪物的却无以计数。怪物的产生倒是真有夺造化之功的味道，但这个物种不仅不是成品，连人这种半成品都不如。

大自然实验室的制造过程，或者说人的进化过程，充满着艰辛和苦难。其惨烈之状尤甚于铁矿在烈焰中被冶炼成铁，再冶炼成钢。这些难受的记忆，会隐藏在我们目前还不清楚的某些基因上，一代一代延绵不绝地传下去。千万年下来，也不知道积累得有多厚了。

背负着进化的伤痛，又怀着成为神的梦想，两面夹击之下，做一个人真是一件不容易的事。释迦牟尼大约是知道人类的这一困境的，所以他告诫众生说：人成即佛成。

应对做人的困境，大约有两种线索可寻。一种是，由于遗传的和小环境的影响，应对方式经常呈现家族式传承的特点。也就是说，在同一个家族里，上一辈的应对方式，会被下一辈继承。典型的例子是各种心理障碍的家族聚集倾向。《叔本华的治疗》这本书中，叔本华显然就传承了她母亲的应对方式。

另外一种应对方式与血缘形成的家族无关，但与“思想的家族”有关。思想的家族指的是，一群没有血缘关系的人，因为某种共同的、能够相互之间分享的对人生的态度而走到一起，并且采取相似的方式，来应对作为一个人的焦虑。书中的菲利普和叔本华，实际上就同属一个思想家族。我们无法知道，是因为菲利普有着跟叔本华相似的经历，就借用了叔本华现成的功夫来防御，还是因为他先借用了叔本华的功夫，然后就变得越来越“叔本华化”了。我们知道的是，两者相互加强是肯定的。

在每一种思想周围，都聚集着一些用这样的思想武装了的人。这些思想具有魔术般的强势，先入为主地占据了这些人的精神世界，并扮演着整个精神世界支柱的角色。思想虽然只是智力的副产品，但是让人生死相许。这些人以为这些思想可以让他们更好地活着，实际情况是，这些思想让他们已经提前死了——因为人活着的最大特点是具有人的情感和人的关系，而这些思想，几乎从任何意义来说，都是隔离情感和隔离关系的。

这里有这本书为证。菲利普为了摆脱欲望的控制，求助于叔本华，结果变成了只有思想的怪物。在朱利斯的治疗小组中，他一开始扮演的是被叔本华“治好”了的角色，并试图用类似的方式帮助别人。遗憾的是，没有人喜欢他，他自己也没有真正远离痛苦。后来，在他作为人的情感，准确地说是作为一个普通男人的情感被激活之后，叔本华的思想大厦坍塌了，一个真正的人诞生了。

人既然是大自然的创造物，就不可能超越大自然事先设计的方案。一个人能够做的，仅仅是在大自然预设的方案内，尽可能活得好一些，或者说尽可能活得像个人。不管是由于家族传承的焦虑的压力，还是成为神的愿望，都是需要我们忍受的。忍受的结果，还是老老实实地做人：吃人吃的东西，干人干的事情，爱人之所爱，恨人之所恨，等等。

是人，却不安于作为人，实在是人的一大特点，鸟就不会不安心作为鸟。心甘情愿做人，谈何容易。好在世界上还有心理治疗这等事，套用康德的话，“从永恒的角度说”，心理治疗的目标就是使来访者接受作为一个人的现状，具有人的情感和人的关系。

我一直都梦想写几本心理小说。读了亚龙的《叔本华的治疗》，感觉他在我面前树立了一座大山，既冲击了我的自信，又刺激了我的攀登欲。这实在是一本杰作。小说一开始就把一切都设置在死亡威胁的背景中，作为主人公的治疗师只有一年的生命，这就使整个氛围都变得极有张力。然后，情节在变化的时空、跌宕的情感、错综的关系和貌似深刻的思想中展开。我一般读小说是很快的，但读这本书快不起来，因为害怕错过每一寸文字的滋味。一位编辑朋友王素琴说得更有深层心理学的味道：舍不得那么快读完。

我们在美国的上海朋友童慧琦因为一个读书小组的活动，曾经与亚龙每周见面一次，读他正在写作中的书，谈阅读的体会和感想。她记录了一些他们的活动内容，十分令人神往。但愿在不久的将来，中国的心理治疗界的专家们，也能把他们的学问以心理小说的形式，跟其他专业人员，尤其是跟普通读者分享。

弗洛伊德也有弱点

说到弗洛伊德的贡献，通常会提到人类自尊心所受到的三个重大打击。第一个打击来自哥白尼，他的日心说否认了地球是宇宙中心的说法，使人类不能再认为自己是造物主特别眷顾的物种。第二个打击来自达尔文的物种起源学说，这一学说声称作为万物之灵的人类和其他低等动物竟然有着共同的祖先。

尽管有以上两个重大打击，人类还是有一块最后的遮羞布：虽然地球在宇宙中的地位并不那么重要，虽然人类有着并不特殊的“血统”，但人类还有着值得自豪的地方，那就是，我们是地球上唯一有理性的动物，我们可以控制我们的情绪和行为。在这样一个人类心灵已经十分脆弱的背景下，弗洛伊德给了人类最后的一击。他用他的临床经验和理论告诉我们，人类的情绪和行为，并不是完全受理性支配的，我们更多地被我们不知道的那些非理性的东西支配着和控制着。

其实用不着去想那些高深的理论，只要想想人类几千年的历史，就可以感觉到弗洛伊德所说的是对的。在人类历史上，因为人类自身引起的灾祸，比如相互残杀等导致的死亡和伤残的人数，远远超过大自然给我们的灾祸。

弗洛伊德揭示人的非理性本质，其目的当然并非为了打击人的自尊，而是为了使人变得更加理性一些。从这个意义上来说，精神分析是最彻底的理性主义。

弗洛伊德的学说从诞生以来，受到了很多人拥护，同时也受到了很多抨击，这一现象一直持续到现在。不过，又有哪种关于人性的学说，仅仅受到拥护而没有受到攻击呢?

内心的安全感与外界无关

人生在世，难免会遇到一些灾难性的事件。在这些事件中，我们作为灾难的目击者甚至受害者，亲眼看到自己或者他人的生命丧失或者身体残缺，身心都可能受到极大的伤害。在这样的艰难时刻，亲朋好友的关怀和照顾，是我们能够坚强地活下去的精神支柱。而与此同时，来自心理医生的专业帮助同样也是不可缺少的。

在一些心理治疗发达的国家，一个人如果经历了痛苦的灾难性事件，随后看心理医生几乎是必需的选择。在我国，这样的专业帮助程序也在不断建立和完善中。我相信，这样的心理治疗过程会缩短一个人痛苦的时间，并且有助于社会的和谐，因为和谐社会必须建立在更多单个人内心和谐的基础上。以下就是对一个受到极大心理创伤的灾难目击者的心理治疗经过。

1998 年的那个情人节，相信会定格在很多武汉人的记忆中，当然也会更加深刻地定格在潇潇的记忆中。

那天出门之前，潇潇的心情很好。因为男友打来电话，说晚上先单独请她吃饭，然后跟其他几对朋友一起去泡酒吧。潇潇打算先去公司办点事，然后就等着浪漫夜晚的来临。到公司需要乘公共汽车过长江大桥，车上人很多。潇潇上车之后就从车门口慢慢挤到了车的前部，找了个相对不太拥挤的角落站着。

公共汽车在武昌的街道上缓缓行进。一切都跟往常一样，没有人知道灾难就要降临。在快要上长江大桥的时候，汽车后部没有任何预兆地发出一声巨响，紧接着就是一阵又一阵哭喊声。那一刻，潇潇先是感到耳膜受到巨大撞击，脑子嗡的一声被震得瞬间停止了运转，然后就看到车后部爆炸中心一片残肢断臂和血肉模糊。

在混乱中，救援工作迅速展开。潇潇因为离爆炸中心较远，所以没有受伤。后来她知道，别人并没有她那么幸运，那次事故的灾难性后果是：十六人死亡，三十多人不同程度地受伤。

但是，身体的伤是一回事，心理的伤是另外一回事。在事故发生后的几天之内，潇潇自己和她的亲友还为她的运气感到庆幸，但随后发生的事情就不能称为幸运了。因为潇潇的精神状况越来越不正常。白天，潇潇变得越来越敏感，周围稍微有一点声响，都会把她吓一大跳；在街上看见公共汽车，或者远远听到公共汽车鸣笛，都会让她全身颤抖。尤其恐怖的是晚上，噩梦一个接着一个，都是鲜血淋漓的场景，她经常全身被汗湿透，并且从梦中惊醒，再也不能睡着。

更加让潇潇难受的是，几乎每时每刻，脑海里都会蹦出爆炸后那血腥的画面和震耳欲聋的声响，无比生动，无比真实，仿佛一次又一次地重新经历。经历一次都刻骨铭心了，千百次地经历，真让她觉得是在炼狱里煎熬。

看医生是必然的选择了。先是到最大的一家综合医院的神经科看。医生在询问了出现问题的原因之后，给潇潇开了一些镇定和抗焦虑的药物，按时按量服了一周，症状有所减轻，但仍然有过度敏感、脑子里画面闪回和噩梦。在去看神经科医生的时候，医生说，这些问题已经不是药物可以解决的了，建议潇潇看心理医生。

第一次在我的诊室里见到潇潇，她的状况很不好。一副惊恐之状，眼神闪烁不定，面部肌肉紧张，坐也只坐在椅子的边缘，好像随时准备逃跑似的。我小心地询问那个灾难性的故事，但潇潇不愿意回忆，我就没再问下去，这也是治疗这类来访者的基本原则：治疗的进程尽可能由来访者掌握，也就是说，谈什么和不谈什么，以及怎么谈，都先征求来访者的意见，然后由来访者决定。

潇潇给我讲了她目前的苦恼，主要是那些不断闪回的灾难画面，让她痛苦不堪。我想从这一点开始为她做点什么。我说，刘伯承元帅在晚年，也被类似的问题困扰，他的脑海里经常出现以前他经历过的战争场面，也许比你见到的场景更加惨烈。那个时候，心理治疗的技术还不太发达，所以刘帅没有得到好的治疗。但现在，我们有很多方法可以解决这一问题。

潇潇听了半信半疑。我拿来一张白纸，在上面画了一幅画，问潇潇这是什么。潇潇看了看，说是一朵花。我说我的确画的是一朵花，但不是真正的花，只不过是花的图像而已。潇潇听了觉得有点诡辩的味道，微微一笑说，那不是一回事吗？

我故作严肃地说，绝对不是一回事，花就是花，花的图像就是花的图像，两者可有本质的区别。潇潇说，那好吧，就算你对，那又怎么样？我说，只要你先明白这个道理，下一步就好办了。你想想啊，你脑子里的那些东西，真正出现只有一次，也就是情人节那天，后来出现的只不过是一些虚假的画面而已，就像是我画在纸上的花一样。

对潇潇来说，这是一个看待这个问题的新思路。她的面部稍微有点欣喜和放松，但她马上又说：管它真的还是假的，反正它总是出现，总是让我难受，却一点也假不了。我马上说，对啊，这我理解，我自己虽然没有经历过这样的事，但很多电影里都有这样的画面，比如美国电影《马语者》，里面的主人公就有这些症状，用电影的手法表现出来，让人印象极深。潇潇看到我能够感受到她的痛苦，又变得放松了一些。

我继续说，既然那些画面是假的，那就给我们一个很有用的提示，我们可不可以以假对假呢，就像一些医学理论说以毒攻毒一样？潇潇一时不能理解，如此真实的痛苦，怎么能像开玩笑一样以假对假消除呢？我接着说，有一个全世界通用的方法，可以对付这个问题，这个方法就是把你脑子里的那些画面，当成你正在用手机播放视频，你可以任意地操作这些画面。这是一个想象力的训练，你愿意试试吗？

看得出来，潇潇对我的信任感在逐渐增加。她点头同意，然后我们开始练习。首先，我让潇潇回忆一段经常出现在脑海里的血腥的场面，潇潇闭上眼做了，整个身体都在微微颤抖。接着，我让她想象，这些画面是用手机播放的，过了几秒钟，潇潇向我点头示意，表示已经做了这样的想象。接着，我又让她用手上的遥控器，慢慢地把电视的画面变得模糊，直到模糊得完全看不清楚。过了一会儿，潇潇又点点头。

我又说，你在想象中用遥控器把电视关掉，想象你站起来，想象你走到 VCD 前，把它打开，拿出录制了那些场面的光碟，电视机旁边有一个保险柜，你走过去，把光碟放进去，再关上保险柜的门。然后，你再慢慢地睁开眼睛，回到我的治疗室里来。

潇潇眼睛慢慢睁开，似乎有点不太适应治疗室里过强的光线。我等她稳定一会儿，就问她的感受。她说，做了这个练习，似乎全身轻松多了。我说，这证明这个练习是有用的，以后如果再出现闪回的假画面，你还可以反复做，直到它真正被锁到保险箱里，你不主动去提取，它就永远不会自己出来为止。想到它永远不会“自己”出来，潇潇脸上出现了愉快的笑容。

这次治疗结束。下一次治疗的时候，我给潇潇做了恢复安全感的练习。她现在对公共汽车和声音的敏感，其实是安全感受到了损害。我还是先给她解释。我说，一个人的安全感，实际上跟外界事实上是不是真正安全没有关系，而与她内心有没有安全感有关。潇潇上次就领教过我的荒唐言论，所以我这次这样说，她就没怎么觉得惊奇。我知道，这样的说法初听起来是有点自欺欺人的味道。所以我继续解释，比如美国有一位五星上将，二战的时候经常去战争第一线，帽子都被子弹打飞过，他的随从吓得半死，他却一点都不害怕。而另外一些人，可能走路怕被车撞死了，吃东西怕被噎死了，甚至害怕天塌下来把自己砸死了。你说这样比较一下，是不是安全感跟外界是不是真的安全基本没关系？

潇潇连续说了三个“对”字，还说，我现在就是这样的情况，别人觉得很安全的地方，我老是觉得不安全，疑神疑鬼的。然后我说，所以我们同样可以做一个练习，来增加你内心的安全感，心里有了可以溢出来的安全感，自然就不会害怕大家都不怕的场景和东西了。

练习做得比上一次更顺利，也更成功。在这个练习中，我指导潇潇想象了一个她认为绝对安全的地方，她就是那个地方唯一的主人。她可以为这个地方安装一切可以增加安全的设备，可以安置一切让她觉得轻松愉快的东西，而且没有她的允许，任何人都不能进入这个地方打扰她。练习做完之后，潇潇变得全身放松，整个人懒懒地靠在椅子上，脸上出现了近乎灿烂的笑容。

治疗总共做了六次。除了想象练习，我们当然也讨论了一些关于人性、生死和人际关系等等的内容。一个半月之后，潇潇的症状几乎全部消失了。在她告诉我她不再害怕坐武汉拥挤的公共汽车、不再做噩梦，也不再有血腥的画面在脑海里出现的时候，我感到了无比轻松。

抑郁症从何而来

除了外伤、细菌感染之类的疾病以外，几乎所有的内源性疾病，都或多或少跟遗传有关系。很多精神疾病，包括抑郁症，也跟遗传有一定关系。但是，我们目前还不清楚，遗传到底在多大程度上决定了抑郁症的发生。相对于家族式的抑郁症聚集现象，另一个相反的事实是，更多的家族中往往只有一个抑郁症患者。这就说明，遗传不是抑郁症唯一的、决定性的病因。

有三个原因使我们不必让患者把他们的抑郁症归结为遗传的问题。第一，因为这相当于说，你的种不好。这是对一个人的巨大否定，在实际效果上会加深病人的抑郁倾向。第二，过度强调遗传学的因素，会为人种优劣论者提供口实，这些狂人试图从基因角度改变人，而且他们真的曾经这样做过。纳粹德国的一些精神科医生，就跟希特勒政府合作，杀死了数以万计的住院精神病人。第三，到目前为止，我们无法对遗传进行干预，而且，即使以后我们有办法从遗传学角度干预抑郁症的产生，从人本主义和医学伦理学上来说，我们也反对这样做，因为这是对人的尊严和价值的否定。

来自环境刺激因素，比如人际关系中的冲突、失恋、考试的失败、亲人的去世等等，只是导致抑郁症的诱发因素，而不是抑郁症的真正病因。面对同样的心理创伤性事件，有些人可以在短暂哀伤后重新变得积极健康，而另一些人很长时间都处于抑郁中，这就证明外因只是抑郁产生的非本质因素。

产生抑郁症的真正内因，或者说本质因素是一个人的人格特点。从深层心理学上说，在抑郁症患者的人格结构中，有一个严厉的惩罚者，这个惩罚者会时时监控他或者她的言行，一旦出现哪怕一点点过错或者失误，这个惩罚者就会以极其严厉的方式实施制裁和谴责。抑郁症患者的自责自罪、自我价值感低下、活力降低，都来自这样的自我攻击。

举个例子。一女孩去见网友，结果被网友强奸了。然后，她有两种做法可以选择。一种是搜集证据，然后将网友告上法庭，使网友受到几年监禁的惩罚。这样的例子是真正发生过的，而且事实证明，这样做了的女孩没有患抑郁症。但有如此遭遇的女孩更经常的反应不是这样的，很多女孩会找自己的过错，会对前途丧失信心：我真傻，我不应该去见陌生人的，我从此不再是一个贞洁的女孩了，从此以后没有男孩会喜欢我了，等等。这都是在使用一种不成熟的心理保护机制，即把攻击性转向自身。而实施攻击的，就是她内心那个严厉的惩罚者。

关于抑郁症的产生，还有一个更加深刻的说法。这个说法是，抑郁来自自己跟别人的边界不清楚。在上面例子中，女孩之所以惩罚自己，是因为她和强奸她的网友“边界不清”。她内心深处认为，自己和网友是同一个人，所以网友犯了法，就是自己犯了法，就应该被惩罚，这个惩罚就是患抑郁症。

再举一个例子，可以加深对这一说法的理解。这个世界上，最为“边界不清”的关系，就是恋爱中的男人和女人的关系，他们不论在身体上还是在精神上都是融为一体的，你中有我，我中有你。所以，爱情最容易导致抑郁。为什么大多数爱情诗句和歌曲都弥漫着抑郁的情绪，就是这个原因。

甚至还可以从这种说法延伸一个标准，用来判断一个人是否爱上了另一个人。假如另一个人不在你身边，你在想他或者她的时候仅仅是感到温暖和快乐，那表明你只不过是喜欢那个人而已，我们对普通朋友的思念经常就是这样的。而当你思念他或者她的时候，除了感到温暖快乐以外，还有着浓浓的抑郁情绪的时候，那就强烈地说明，你已经不可救药地爱上他或者她了。

从医学上说，抑郁症本身不是一种严重的精神疾病，它属于轻型精神病的一种，大约相当于身体疾病中的感冒而不是癌症。神经衰弱是十几年前的一个“时髦”疾病，1/3 的脑力劳动者曾经患过这样的疾病。现在的国际诊断标准中已经取消了神经衰弱的诊断，曾经被诊断为神经衰弱的 80% 的病人，现在看来应该是患了抑郁症，其他 20% 则属于焦虑症、强迫症之类。

抑郁症的危害主要来自两个方面。首先是可能危害生命，即有自杀的危险。第二，患上抑郁症会极大地影响自己和家人的生活质量，使人生不再是美好的旅程，而变成了痛苦的炼狱。

从治疗上来说，抑郁症并不是一种难治的疾病，很多治疗都可以起到不错的效果。药物治疗是一种简单有效的方法，疗效肯定，见效快，而且不需要长期服药，正规治疗一般四个月就够了。心理治疗是一种标本兼治的措施，研究显示，其疗效跟药物治疗差不多，缺点是见效较慢，而且费用太高。

抑郁症这个名字是一个不科学的诊断，因为它只是描述了疾病的外在表现，而没有说明它的病因。一切什么“症”的诊断都是现象学的，所以大都是不科学的。举个例子，一个发烧病人住院，24 小时内被诊断为发热是没问题的，但如果 24 小时以后还是诊断为发热，那就不对了。因为发烧可以有很多原因，感冒、癌症、艾滋病都可以导致发热，其差别之大显而易见。抑郁症和发热就都是同一种类型的诊断。

所以被诊断为抑郁症的人，不要把抑郁症的诊断太当回事，不要让这顶疾病的帽子把自己压得更加抑郁。在中国，很多所谓专家轻易地就给人一个疾病的诊断，即使按照诊断标准他们的诊断是正确的，也不能这样做。这些精神科诊断应该是供同行之间交流用的，而不应该是用来吓唬患者的。一个受过良好训练的医生是不会随便给病人一个诊断的。我个人的习惯是，宁可冒着被认为基本诊断都弄不清楚的风险，也决不给人下诊断。我会对我的患者说：你现在情绪有点问题，我们需要采取一点措施，或者吃点药，或者做做心理治疗，就会好起来的。这并不是安慰，而是事实。

孩子，你并不欠爸爸妈妈任何东西

亲爱的小人：

之所以叫你“小人”，有两个原因。一是我第一次看见你的时候，你的确很小啊，胳膊、腿细得像我的手指；二是“小人”这个词稍带贬义，就算是对你有时候调皮而我又对你没什么办法的一种“报复”吧。

首先我想对你说抱歉，因为我们没有征得你的同意，就让你来到了这个世界。也许你觉得好笑，你都没有出生，怎么可能征求你的意见呢？但爸爸这样说是认真的，人生有很多自己做不了主的事情，出生就是最开始的那一件，死亡是最后的那一件。当然，不仅仅是你，我们周围所有的人，都是这样莫名其妙地来到这个世界上，后来又不得已才离开的。

爸爸和妈妈也是这样来到这个世界上。我们在生活了二三十年后，觉得这个世界还不错，就决定让你也来看看。所谓不错的意思，就是这个世界有很多有趣的地方，但它并不完美，还有很多不那么好的，甚至丑恶的地方。甚至有一些人认为，人生不如意的事情占十分之八或者九，这真的是很大比例了。当然，有更多的人认为，人生的大部分是很美好的。不论你以后怎么看待生活，爸爸都想跟你定一个“君子协定”：如果你觉得这个世界精彩又好玩，你不必谢谢我们；如果你觉得人生痛苦又无趣，你也不要责怪我们，好吗？

有一些父母觉得，自己把孩子带到了这个世界上，而且把孩子养大，所以孩子应该感恩。现在你知道了吧，把孩子带到这个世界上来，最多是件不好不坏的事情；而养育孩子，则是父母应尽的责任和义务。法律规定，不养育孩子的父母亲，是要负法律责任的，并且会遭到众人的谴责。从这个意义上来说，父母养育孩子，最低限度只是没犯法而已。我们不必对仅仅没犯法的人说“谢谢你啊”。

你的出生，是我一生中最重要的事情。从此我升级为爸爸，这可是一个人一生中最大的“升迁”。八年来，你一直都在教我怎么做一个好的爸爸，你教得很好，我呢，也在不断地努力学习着。你出生之前，爸爸只是做着你奶奶的儿子，无止休地享受着奶奶的爱，而没有学会怎么给予爱。爸爸想告诉你，学习爱和被爱，是人生最重要的功课。有了你之后，爸爸才学会了怎么给予爱。

你以前是那么弱小，而你以你的弱小衬托了我的强大。在你感到害怕搂着我的时候，在你让我为你打开矿泉水瓶盖的时候，从你无比欣赏和崇拜的眼神里，我感受到了自己的价值和能力，我觉得这是这个世界上最真诚的信任和赞美。爸爸从你那里得到的荣誉和鼓舞，远远地超过了从其他方面得到的。

爸爸是别人的心理医生，而你是爸爸的心理医生。在爸爸的内心变得不那么宁静的时候，你纯真灿烂的笑容可以很快让我从心灵的泥潭中走出来，变得跟你一样轻松和快乐。看心理医生是需要花钱的哦，所以我还欠你一大笔治疗费啊，呵呵。

你的出生还延伸了我的生物学存在，使记忆了我的信息的基因可以在这个星球上持续地存在下去。人来到这个世界上，迟早都会离去的，但因为你，爸爸即使离开了，也还有一些东西留着，这会让爸爸觉得很安心、很自豪。

你还让我学会了爱自己，不以自己的牺牲来换取对你控制的权力。有些不那么会做父母的人，把自己弄得惨兮兮的，他们会对孩子说，为了你，我舍不得吃、舍不得穿、拼命地工作等等。他们这样做，实际上是想操控孩子，使孩子丧失维护自己权力的伦理立场和道德勇气，对父母哪怕是无理的要求，也要无条件地服从。我从来不认为父母都是对的，父母都是从孩子慢慢变成的，既然孩子有可能犯错误，变成了父母后同样也会犯错误，怎么可能一变成父母就不犯错误了呢？而且，没有人天生就是好父母，任何人都必须向自己的孩子学习，才能慢慢地变成好父母。所以孩子应该是父母的老师啊。

我永远都不会跟你谈孝顺爸爸妈妈的事。因为我觉得，如果在你小时候我们对你很好的话，我们老了你自然会对我们好的。我不想把这样自然而然的事情，当成伦理道德的压力施加给你，就像我会自然而然享受美食，而不必总是给自己强调不吃饭就会死去一样。自然的力量是很强大的，把孩子对父母的自然的爱，硬性规定成一个道德准则，是大家犯的一个最愚蠢的错误。我甚至不会对你说将来要对你的公公婆婆好，因为我知道，一个心中有自然而然爱的情感的人，也会自然而然地爱她的爱人的亲人。这样的爱，可以给你幸福，也可以使跟你有关的人幸福。

你一定要问，这个世界上为什么有那么多对父母不孝的人呢？爸爸告诉你，孩子的不孝，是继发性的、反应性的。简单地说，一个孩子如果在小时候没有得到父母高品质的爱，那他或者她也就没有爱的能力，所以就对父母也没有爱了。孩子出生时几乎就是一张白纸，爱和恨的能力，都是后来学会的，而学习的主要对象，就是父母。

抚养你的确是一件很辛苦的事情，你的一切都会成为我们担忧的焦点：成长、健康、饮食、安全、交友、学习、游戏，还有以后的专业、工作、择偶、婚姻和生育。从你的祖父辈那里我们知道，这是一段没有尽头的艰辛旅途呢。但你不必内疚，我想说的是，你带给我们的快乐，带给我们的活着的意义，远远超过了我们付出的辛苦。

人生美好的地方之一是，你经常需要做出选择，而且，你事先并不知道，你的选择是不是最好的。这种有点“冒险”的感觉，会极大地增加活着的乐趣。亲爱的小人，作为爸爸，我会最大限度地让你享受选择的快乐。现在你已经八岁，只要在起码的、必须强制执行的规范内（比如法律和基本礼貌），你愿意的事情，我都只提建议、提供选择的可能性，最后都让你自己做出决定。而且我坚信，你会做出对你最有利的决定。在你十八岁以后，我建议的话都会说得更少。当然，如果你主动征求我的意见，那你要我说多少，我就说多少。人生在世，如果重大事情都是别人——哪怕是父母——说了算的，那活着还有什么乐趣？的确，每个人的选择都有错的可能，但是，自己的错误选择，不管怎样都比别人代替自己做出的正确选择要好。就像下棋一样，你旁边站着一个世界冠军，他不断地指挥你下棋，他的指挥绝大多数都比你高明，但是，你如果都听了他的，那你不过是他的傀儡罢了，你下棋还有什么意思？所以别理他，听自己的，是输是赢已经变得不重要，重要的是这是我自己在下棋！

选择之后，就要承担选择的后果了。如果选择正确，享受成功的快乐，应该没有什么问题，但另一种可能是要承受失败的痛苦和压力。其实这也没什么，人生如果只有成功和喜悦，那也会很无趣。人生的真正快乐，多半来自一些具有较大反差的情感体验，任何单一的情感体验都会使人生这场筵席变得低廉和乏味。请记住，爸爸会祝你成功快乐，但是，如果你的选择错了、失败了，爸爸永远都在那个可以让你休息和疗伤的地方等着你，你愿意休养多久就多久。等你重新振作起来的时候，再鼓励你上路。爸爸绝不会在你遭受挫折后的任何时候趁火打劫地说：当初你要是听爸爸的，就不会有今天这样的状况了。爸爸既然已经准备好分享你的成功和幸福，也就同时做好了分担你的失败和悲伤的打算。好朋友都会这样做的，何况我是爸爸呢？

人生最大的选择也就两个：事业和婚姻。其他的选择，都是围绕着这两个核心展开的。亲爱的小人，到了你选择专业方向的时候，你已经成年了。爸爸会基于对你本人和对各个专业的了解，给你提出建议，最后让你选择自己最喜欢的。一个人一辈子最幸福的事情，莫过于做一件自己爱做的事情，并且还可以通过这件事养活自己和获得荣誉了。我可不愿意代替你做出决定，让你错过这样的幸福。爸爸现在就是因为从事着自己喜欢的职业而幸福着，因为爸爸现在的职业，就是爸爸自己完全根据自己的喜好选择的。告诉你啊，这个职业虽然很辛苦，但爸爸一直都很高兴地工作着。

婚姻是个人生活方面最重要的事情。到你谈婚论嫁的时候，已经比决定专业方向的时候更晚了，你也更加成熟了，所以爸爸应该更少说话了。跟专业选择相比，你的婚姻更加应该由你自己决定。从人生的大背景来说，爱情和婚姻，是人投注情感最多的地方，所以也是最有趣的地方。如果这件事都是被人幕后指挥决定的，那人生还有什么有趣的事情呢？很多人的父母代替孩子决定婚嫁对象，实际上是剥夺了孩子人生的快乐。这样的父母很自私，因为这相当于让自己享受了两辈子的选择的快乐，而让自己的孩子一辈子也没活过。一个人活着的价值，就在于自己可以做出选择。

在你人生的所有重大选择上，爸爸都是最热情的观众。爸爸要再次谢谢你，在爸爸的下半生，你会演出如此吸引我注意力的戏剧给我看，这会使我远离孤独和无聊，而且在我的今生今世就已经延伸了我的生命。所以爸爸觉得，养儿养女不是为了防老，而是为了观看自己的一部分，活得比自己更丰富、更精彩。

“网络成瘾”心理干预的基本原则

一段时间以来，由青少年上网引发的相关问题日趋严峻。各地开始陆续出现相应的心理干预机构，各种媒体也开始介入。为了孩子们的身心健康，为了取得良好的效果，在干预这类问题时，心理治疗专业人员、学校老师、家长及孩子本人，都应该知道或者遵循以下原则。

1. 取消“网络成瘾综合征”这一诊断

取消“网络成瘾综合征”这一诊断，改称青少年上网相关问题。

发明一个新的诊断名称，给孩子戴一顶疾病的帽子，无助于改变现状。就像告诉一个抽烟的人，说他是尼古丁成瘾综合征一样，对他戒烟并没有实际帮助。孩子处在身心飞速发展的阶段，让他背上一个疾病诊断的心理包袱，只会有负面影响。再者，一切“综合征”之类的诊断都是现象学的诊断，不是病因诊断，因而也就不是真正科学的诊断。要警惕只会下诊断的医生，在很多情形中，下诊断是一些医生自恋的表现之一。

各种相关医学机构，也不应该使用类似于“网络成瘾治疗中心”之类的名称。可改为“青少年上网相关问题干预中心”之类的名称。

2. 上网过多是成长的和关系的问题

不把孩子上网过多看成是一种疾病，而将其视为成长的和关系的问题。

长时间做某一件事情，并非都是疾病。比如长时间学习，并不会被诊断为“学习成瘾综合征”一样。但由于长时间上网会影响现实功能和人际交往，并会对“未来的现实”造成负面影响，所以是一个需要解决的问题。

成长的问题：青少年都会有成长的问题，只不过这些孩子是以上网过度为基本特点而已。成长问题的核心是独立与依赖、控制与反控制、爱与恨之间的冲突。

关系的问题：孩子的问题，大多应该被理解为家庭关系问题在他或者她身上的具体表现。而且，现代心理学认为，几乎所有的心理问题，都是关系的问题，而不是大脑里某种物质发生了改变。这些改变是有的，但改变的原因来自长期的“关系的刺激”。

3. 不将问题的原因归结为电脑、游戏和网络

把问题推向外界，是相关人员推卸责任的表现。网络是一种中性的、客观的存在，它本身并不一定会制造问题。比如，很多人会将它变成有利于自己生活和研究的好工具。

4. 干预的重点是父母与孩子的关系

干预的重点不放在孩子个人身上，而放在父母与孩子的关系上。

单纯地希望孩子改变，这是不公平的，也是极其困难的，而且，即使是有所改变，改变得也不会持久。只有家庭关系的模式改变，或者说只有关系中的所有人都发生改变，这样的改变才是巨大的、持久的。

把孩子的“失控”理解为反应性的，也就是说，这是对外界过度控制的反应和对抗。

5. 以改善孩子现实人际接触为目标

干预不以孩子不再上网，甚至不以孩子少上网为目标，而以改善孩子现实人际接触为目标。不管是在理论上还是在操作上，既上网又学习是有可能的，健康的孩子应该既会玩又会学习。

干预应该有更加长远的目标，只有改善了现实人际接触，才会使孩子将来有一个健康的、适应社会的人格。

认为孩子上网就一定不利于孩子的学习，是对人的智力的贬低。

6. 避免最坏结果

干预的目标首先应该是避免最坏结果，而不是追求最好目标。

以下分别是从高到低的各级目标：

A. 父母—孩子关系好，孩子上学、不上或者少上网。

B. 父母—孩子关系好，孩子上学、也上网。

C. 父母—孩子关系好，孩子不上学、只上网。

D. 父母—孩子关系不好，孩子不上学、不回家、上网、乱交友。

E. 父母—孩子关系恶化，逐渐导致极端的恶果，如男孩子抢劫、杀人、吸毒，女孩子乱交、卖淫、吸毒等等。

从以上的各级目标可以看出，只要守住了好的父母—孩子的关系这一最低目标，就会避免最坏的结果。

遗憾的是，很多父母认为，孩子长时间上网就已经是“十恶不赦”了，这样的看法本身就会把孩子推向深渊。

没上大学的健康的孩子，一样可以有美好的未来。孩子周围的人都有责任，不要把孩子用“高要求”给毁了。

7. 不要要求孩子很快改变

要求一个人过快改变，无异于对其使用暴力。过于急切的心情本身，就是一种需要治疗的“疾病”。也不要相信心理专家有“一招制敌”的锦囊妙计，可以在瞬间改变孩子。快速的改变是虚幻的，甚至会隐藏更大的危险。

8. 综合治疗

个别治疗、家庭治疗和小组治疗干预，多学派整合干预。虽然使用了治疗一词，但仍须强调过度上网不是孩子的疾病，而是关系的问题或者“疾病”。在对待这一问题上，单一形式的干预效果是不好的。心理学家们应该整合各种有用的干预方式，不应该有任何门户之见。

“中德班”十年教会我的事

1. 故事

在每次中德高级心理治疗师连续培训项目（以下按常规简称“中德班”）开始和结束的时候，父亲般的万文鹏老师都会给大家讲几个故事。我学着万老师的样子，也回忆一下我参加中德班的经历。

1997 年 3 月的一个周末，如果没有记错的话，应该是 3 月 8 日，在中德心理医院工作的德国心理学家莱纳·那托先生，几乎是带着“挟持”的味道给我买了机票，把我拖到了武汉机场，一起上了飞昆明的飞机，说是要亲自去为陈立荣和我参加“中德班”报名。

在此之前，他早就得到了“中德班”招生的消息。尽管他对我说过多次要我们参加，但我一直都没怎么重视。我们医院就叫“中德”，自以为也见识了不少相关培训，所以也就不觉得怎么稀罕。以至上了飞机我还在想，有必要这么小题大做吗？

下午到了昆明，首届中德班的学员在上课。我想去听听，但被告知不允许，简直有点戒备森严的味道。然后，跟马佳丽谈我们插班的事情。马佳丽首先说，有个几人小组负责这件事情，基本的原则是一旦开班就不中途进人，但是，考虑到中德心理医院这样一个跟德国有特殊关系的项目，网开一面也不是不可能的，但还是必须过一下民主的程序，并要我们等消息。

晚上，那托先生和我以中德心理医院的名义，宴请他的所有德国老乡。席间，一位德国女老师夸我说的德语很地道，没有一点外国人口音，让我这个在语言方面被盛晓春“欺压”多年的人稍微有了一点自信。

吃完晚饭，我去酒店找吴和鸣，那时他是武汉精神卫生中心的医生兼心理科主任，我和他已是十几年的朋友。房间灯光昏暗，我进去之后，他指着他旁边那张床上躺着的一个庞然大物说，这是同济的施琪嘉博士。我们互相淡淡地打了招呼，当时想不到的是，几年之后，我和此人经常朝夕相处，一起飞行了数万里，到过国内外几十个城市，为精神分析的发展出了点力。

临近半夜，我在昆明街边的烧烤店请吴和鸣、童俊，也许还有盛晓春喝啤酒，听说吴和鸣参加这个班受到了极大的震撼和挫折。他是我从心里佩服的师兄级人物，理论和临床经验都很强，几天培训下来竟然就变成这样。我开始对这个培训班有点好奇了。

第二天上午，我和那托飞回武汉。虽然没有得到最后的答复，但我们都认为，陈立荣和我参加十月份在北京办的“中德班”，大约是没什么问题了。

同一年 10 月，我在马来西亚开完一个精神康复方面的会议，就直接从吉隆坡飞北京。在邮电疗养院的中德班上，我被分配在精神分析二组。首先是精神分析大组的活动。大家做了自我介绍，很多人是一些大地方的大人物，这让我感到前所未有的压力。我的中德班学习，就在这样的状况中开始了。

2001 年 10 月，那托先生结束了在我院六年的专家工作回国。在告别晚宴上，照例会说到他为我们医院做出的贡献。我以医院最高领导的身份评论说，他“强迫”陈立荣和我参加“中德班”，是他最重要、最有远见、影响最大的贡献。

1998 年初，在熊卫的新家里，武汉以中德班学员为骨干的所谓“武汉心理治疗师协会”成立，我被选举为“会长”。这之后的 5 年里，以这个协会的名义开展了各种形式的学术活动，这使武汉的心理治疗圈子成为全国最活跃的圈子之一。2003 年后，施琪嘉担任会长，学术活动的内容和形式变得更加丰富多彩。现在，这个协会已经成为正式注册的学术团体。

2. 知识、情感和新客体

参加“中德班”之前，我考虑过参加哪个学派的培训。1994 年的杭州中德班，我本来参加的是精神分析组，Berger 教授是德方教员。但是，只参加了两天，就被派遣到 Babel 老师的人本主义组做翻译。现在翻看当时的笔记，仍然觉得学到了很多东西。1997 年的中德班，有朋友建议我参加家庭组，我是动了心思的，因为当时自以为看了几本精神分析的书，不再需要学精神分析了。现在实在无法想起来，最后为什么还是进了精神分析组。也许只能看成是老天的安排了。

李小龙说，他在 1997 年前看精神分析的书，跟 1997 年之后看精神分析的书相比，完全不是一回事。这句话简直就是在说我的感觉。我应该算是 20 世纪 80 年代那场弗洛伊德热的参与者，而且，那场“热”对我的影响也许比对别人更大——我热得直接选择了我要从事终身的职业。

现在回过头来说，1997 年之前，我虽然知道很多精神分析的术语，但基本上不懂精神分析。我甚至敢斗胆说，国内很多专家教授，虽然写过、翻译过成千上万页的精神分析文字，足以获得我们无限崇敬，但由于缺乏临床体验，他们并不懂精神分析。精神分析在国内传播上的艰难，相当程度上来自这样一些专家教授的“不懂”。

1997 年始，我们终于上路了。精神分析在中国开始走下理论的神坛，走向了治病的战场。精神分析小组的同学，开始在精神分析设置的框架下，跟病人成百、成千、甚至上万小时地“浸泡”在一起。慢慢地，我们用我们的皮肤、血肉、骨髓和灵魂知道，精神分析的那些术语，从来就不是文字或者智力游戏，也不是虚无缥缈的对人性的假设，而是活生生的事实，是对人类每一个个体的耻辱和荣誉、苦难和幸福、枯萎和生长、死亡和生存的切实观察和感受。

精神分析视野下的人类精神世界，跟所谓常识下的人类精神世界相比，完全是另一种景象。这种新视野下的知识，才是真正的知识。

知识虽然重要，但远非最重要的。特别是心理治疗类的培训，如果仅仅是让学员学到了知识，那就算不得成功。“中德班”的培训，就不仅仅是让学员学到了知识。更重要的是，它为所有学员提供了从事这个艰苦行业（弗洛伊德称其为不可能的职业的一种）所必需的情感支持。如果说得专业一点，在这个培训项目里，很多人找到了适合自己成长的新的客体，于是旧的客体的影响被削弱甚至被替换，一种比增加知识更重要的改变就发生了。毫不夸张地说，我本人通过这个项目，认识了我一生中最重要的一些朋友，他们对我的关注、接纳和帮助，使我能够确立自己存在的价值，并使我的生活与工作充满欢乐。每每想到这些，心里就遍布温暖和感激。

从行业发展的角度看，中德班所建立的行业交流平台之大，大约超过了举办者当初的想象吧。三届培训下来，几乎囊括了国内所有从事这个行业的精英。

3. 没有国界的不仅仅是知识

最近读到马佳丽写的《中德班的历史》一文。她和她组织起来的团队所做的艰苦卓绝的工作，令人钦佩不已。加上我在我们医院二十余年的经历，我真切地体会到了国际主义是怎么回事。金庸借他的小说中的人物说，任何功夫要达到最高境界，都不是靠练技术，而是靠自己的气度和胸襟。国际主义精神，就需要恢宏的气度和胸襟。

一些同行到现在还在怀疑精神分析是不是适合中国国情，提出心理治疗要本土化的人就属于这一类人。对这个问题的回答，直接关系到“中德班”的价值。

这是一个彻头彻尾的伪问题。经常的情形是，提出问题比回答问题更重要。因为如果提问本身有毛病，那任何回答都一定是错的。所谓本土化这个问题的毛病有两个：一是它变相地夸大了文化或者地域的差异，忽略了人性共性的重要性。打个比方，如果我们过分强调男女之别，在效果上就会使男女越走越远，只有更多地强调男女的共性，才能使男女更和谐地相处。用佛教术语说，提出本土化这个想法，是“分别之心”过重的表现，是属于“无明”的一种。

第二，如果“本土化”成立，那就意味着还需要诸如“武汉化”“哈尔滨化”之类，这显然是荒唐的。归根到底，一切治疗技术都只有一个“化”，就是个体化，当你充分考虑眼前面对的个人的特点时，就已经把他的一切人文背景都考虑进去了。这符合基本的哲学原理，中国所有的高中生都知道：个性大于共性，共性寓于个性之中。比如，直角三角形的直角是它的个性，但它具有所有三角形的特点，如内角之和等于 180° ，两边之和大于第三边，等等。

1991 年，我问在德国待了一年后回来的盛晓春：可以写一篇中德病人差别的文章吗？他回答说：刚去德国的时候，你会觉得他们之间有很多差异，慢慢地，你会觉得他们之间的相似性更多，就对差异不敏感了。这是一个重要提示，见多识广之后，才会对差异迟钝而对相似性敏感。

“中德班”的培训目标是如何治疗一个人，而不是如何治疗一个德国人或者中国人。进一步说，当一个中国治疗师在治疗一个中国病人时，他使用的中文、他的中国文化背景等等，就已经自然地融入他的治疗中了。他没有必要再考虑如何使精神分析适合眼前病人的背景。

知识没有国界。心理治疗是知识的一种，它也应该没有国界。马佳丽和她的同道们用十几年的时间，实践并证明了这一点。而且，比知识更重要的，是人类的基本情感，也是没有国界的。一个内心充满爱、责任、理想和勇气的人，可以在任何国度创造奇迹。

“中德班”就是一个奇迹。不对，应该说它只是奇迹的开始。紧随它之后，还会有一个又一个更大、更精彩的奇迹。

抑郁症患者是严厉的自我惩罚者

著名的电视节目主持人崔永元被邀请参加了一个国际性的心理治疗大会，他曾以公开宣布自己患抑郁症而闻名于心理治疗界。在一个晚间的演讲中，中外心理治疗师以递条子的方式向他提问。在回答了若干问题之后，他对心理治疗师提出了批评，“实话实说”地说中国的心理医生水平不怎么样，中国人千万不要生心理疾病，要不然被不合格的心理医生治疗是一件很倒霉的事情。

我早就知道崔永元患抑郁症。从专业上来说，抑郁症至少有两个特点：一是自我攻击。这样的患者内心有一个严厉的惩罚者，会对自己的些微不好实施严厉的惩罚。这一点比较好理解，总是批评自己的人情绪当然不会好。二是自己和别人的边界不清楚，也就是说，他无法分辨什么是自己的，什么是别人的。举个例子来说，边界最不清楚的是恋爱中的人。两人在心理上和身体上都融为一体，你中有我，我中有你，所以恋爱经常是一件抑郁的事，恋爱的诗歌和歌曲经常是抑郁的，就是这种理论的明证。

因为我很少看电视，所以对崔永元不熟悉，也就不知道他自我攻击及边界不清的证据。但我听说那天晚间演讲的过程之后，我相信我找到证据了。

首先说自我攻击。崔永元的自我攻击表现在攻击在场的心理医生上。对一个内心没有严厉惩罚者的人来说，别人再怎么水平差，也不会激发他的惩罚性攻击。他的惩罚之剑永远悬挂在那里，有别人宰就宰别人，没别人宰就宰自己，反正剑是要见血的。我相信他不总是能找到别人宰，宰自己时抑郁就是不可避免的。

相信听了崔永元的话，在场的心理医生会有心被刺痛的感觉。你们不必觉得这是自己的心在痛，而应该认为，这是崔永元曾经经常这么心痛过，他的做法，是把他的心痛传递给了你们，以便你们更好地感受他曾经的痛苦。一个没有过强烈心痛的人，是传递不了这样的情感体验的。

水平不高不是一定要被攻击的理由。有人面对水平不高的人，恰好会以挖掘其潜在能力为己任。这样的人带给别人自信与快乐，他自己抑郁的可能性也就极小了。

再说边界。如果是开外科学的会议，估计外科学冷峻的边界会给崔永元一个清晰的“命令”：这是我的地盘，你不能跨越。遗憾的是，这是一个心理学的会议，心理学本身边界就是不清楚的，人人都可以谈一点心理学，所以这给了他一个长驱直入、混淆边界的机会，也给了我们看清楚他自我边界模糊的机会。

在那个晚间演讲的现场，还有一个边界不清楚的地方，就是大家的身份。从崔永元的角度来说，我相信他有一点没弄清楚：他到底是来见他的“粉丝团”呢，还是以一个病人的身份来见治疗师，或者以一个普通人的身份来见证心理治疗的盛会？从他的表现看，几种角色在交叉出现，这是一种自我角色混乱的典型表现。

当然，在场的部分治疗师也没有摆正自己的位置，以“粉丝团”的身份提问，被偶像贬损几句，也属正常。如果对真正的“粉丝”，崔永元大约是不会这样贬损的，问题是，他把你们看成了深不可测、身怀绝技的心理医生，你们没有进入他为你设定的位置，双方的边界再次被弄得混乱，白白错过了一个治疗他的好机会。

一个“愚蠢”的问题，也会混淆一个抑郁的人的边界。当这类“愚蠢”逼近时，因为他无法分辨自己和别人，所以他内心严厉的惩罚者会自然做出惩罚的反应。十分常见的情形是，当一个人严厉攻击了他人之后，往往会觉得内疚，这就更是边界不清楚的明证了。

分析崔永元的目的，当然不是为了代表中国心理治疗界来反击他。如果我这样做，那就跟他一样，也属于内心有严厉的惩罚者，并且自我的边界不清楚。我的目的是，利用一点公开的资料，来帮助他早日从抑郁中走出来，前提当然是如果他能够看到这些文字。不管怎样，疾病不应该被指责。而且，一切患者，不管他做了什么，都应该被祝福，而不是被攻击。

中国的心理治疗当然还有很长的路要走。如果将这项事业比喻成孩子的话，这个孩子需要的是更多的鼓励和支持，而不是贬损和打压。

心理治疗的学派之争

据比较权威的统计，目前世界上心理治疗的学派大约有二百五十种，也许在一段时间里某几个学派消亡了，但又增加了几个学派，所以学派的总数基本维持在这个数字左右。在中国的语言背景下，二百五十不是一个好数字，它经常用来形容愚蠢、鲁莽和不通事理的人。

如果我们相信万事万物都有联系，特别是如果我们相信荣格的共时性的说法，那么经过一番令人头晕目眩的演绎和推理，从二百五十种心理治疗学派的这一事实所能得出的基本结论之一就是，太在乎学派的人都是二百五。有一个现象可以证明这一推论，在中国漫长而频繁的战争历史中，战争的起因从来不是宗教的或者哲学思想的“学派之争”，这大约就是因为，中国人相信，为学派打仗是傻子二百五才干的事情。在这种共识的基础上，有太强门户之见的人，实在难以生存下去。

我知道，以上说法很难让人信服。说实话，我自己都难以说服自己，除非处在荣格所说的某种“集体无意识”中。但是，有一种看法也许大家都会同意，那就是心理治疗的学派之争，只是历史进程中的阶段性产物，迟早有一天，所有的学派都会消亡，一种超越所有学派的、整合的心理治疗方法将会诞生。

学派的产生和发展，跟传染病的出现和流行有很多相似之处。在开始的时候，有一个“传染源”，跟这个“传染源”接近的易感者率先“患病”，这些人又成了新的“传染源”，渐渐地“患病”人数越来越多。现代心理治疗的“传染源”的源头在弗洛伊德那里，在他之后，很多人感染了“弗洛伊德病毒”。一百多年以来，这种也许可以被视为良性的“病毒”已经渗透到了人类精神生活的每一个方面，并且造成了极大影响。

仍然跟传染病的流行一样，思想的“病毒”也会在宿主的变化中发生变异。在有些宿主身上，病毒的变异比较小，而在另一些有较大“创造力”的宿主身上，变异可以很大。精神分析“病毒”在克莱因那里发生了巨大变异，大到直接地建构了经典的和现代的精神分析的分水岭。当这个“病毒”从比昂那里出来的时候，变异之大简直让我们都要怀疑它还是不是原来那个“病毒”的变种。

比昂，这位精神分析领域最深刻的思想家，的确已经把精神分析弄得有些面目全非。精神分析两个最大的特点——决定论和潜意识理论，在比昂那里已经不复存在，所以我们真的可以怀疑他还在不在精神分析的框架中。当然，对比昂来说，他也许并不在乎自己的思想的归属和分类，他在乎的是，每个个体的生命的和经验的真实。

比昂的目标是，“基于领悟的个人化行动”，这句话展开了说，意思是每个人都应该有自己独特的对生活的感受和行动的原则。如果你是一个走进治疗室的病人，你有权利拒绝一切现有的治疗理论，因为那些理论没有考虑你的独特经验，所以不一定适合你；如果你是一个治疗师，你也可以拒绝在你出生之前产生的任何理论，因为那些理论没有涵盖你的经验和知识。归根到底，一个不那么二百五的学派，应该充分考虑到医患双方的独特性，才能使治疗真正建立在以人为本的基础上。对每一个个体来说，没有加入他自己的经验和认识的学术思想，都是没有价值的。毕竟生命是他自己的生命，生活是他自己的生活。

《比昂的临床思想》这本书的中文版，可以让我们较多地了解这位伟大思想家的生平和理论。其实两年多之前，我的朋友苏晓波就把他翻译好的这本书的电子版发给了我，直到最近我才有时间仔细读它。读完后很吃惊，这么好的一本书被翻译出来这么久，竟然没想过出版，晓波的内心已经修炼到何等淡泊的程度？好在他没有打算继续往更高深处修炼，所以我们现在看到了这本原文和翻译都堪称优美的书。

比昂是少数喜欢数学的精神分析师之一，所以他的理论使用了很多数学符号。不喜欢数学的读者，大可忽略比昂的这个偏好。当你用你的心去读的时候，那些枯燥的数学符号自然会变成充满情感的鲜活的生命本身。

这个世界上有七十多亿人，二百五十种心理治疗学派实在是太少了。每个人都应该有一个自己的学派。在读完这本书、知道这个世界上还有比昂这样一个人走过之后，就实在不太好意思再声称自己是那个学派的了。当然，你还可以这样说：我属于一个学派，但这个学派只有我一个人。

读了那么多心理类书籍，为何还是不能解决自己的问题

问：有些人只相信自己，认为通过自己在心理书籍中寻求答案就可以解决问题，比起心理专家来，他们宁愿选择心理书籍。你怎么看这个问题?

答：任何东西的本质都可能是中性的，意思是任何东西都可能无所谓好坏。但是，每个人都可以对其有不同的用法。心理书籍也是如此。有些人读心理书籍，真的可以起到很好的作用，如可以从中获取了解自己和他人的知识，还可以获得某种程度的人格力量，等等。

不过，也有一些人将心理书籍作为一种冠冕堂皇的自我封闭的工具。他们以为自己在通过阅读解决自己的心理问题，其实却在吸收书中自己想吸收的那部分内容，滤掉了书中不想吸收的那部分。反正书是死的，他们怎么做都没人可以干预。从这个角度来说，对这些人，心理书籍是陷害他们的毒药。我们可以在身边看见不少这样的人，书越读越多，人变得越来越偏执，越来越远离人群。

从任何意义上来说，心理医生都是不可取代的。就像你可以用手摸摸脸上有没有脏东西，但是你的家中不能没有一面镜子一样。心理医生就是这样一面镜子，可以照见你的手摸不着的心灵上的一切。

问：有些人看了心理类书籍后，就像掌握了真理，满口头头是道，但

行为与观念相去甚远，这又是什么原因？

答：那是因为他们用所谓“真理”建构了自己与他人情感交流的屏障，同时也建构了跟自己情感保持接触的屏障。当观点从口里说出来的时候，情感却从另一个隐蔽的侧面支配着他的行为，这样就显得观点和行为相去甚远。

问：有一种说法，说看多了心理类书籍会越陷越深，因为想得太深、太细，反而会有更多的毛病。你怎么看这种说法？

答：还是要看具体的人。我不认为想得细、想得深有什么不好。而且真正细想深思之后，恰好可以使人少想，因为好多事情已经被透彻地想过了，不必再想了。所以，深思细想之后，可以获得真正的心灵的自由。很多人的很多毛病，恰恰是因为思考得太少了。看书是获得他人思考成果的一条捷径，是一件有益处的事情，当然前提是你怎么利用这些成果。

附录 曾奇峰精神分析经典语录

>> 酒精这种精神活性物质可以解除顽固的防御，使灵魂柔软通透，可以融化突出的自我，使个性酥软滑嫩。

>> 如今做人难，做俗人难，做个精神分析的俗人就相当难。

>> 这个世界到底是什么样子，与这个世界无关，而与你愿意把它制造成什么样子有关。

>> 每个人都是大自然的孩子，任何人都不必用对自己不好的方式来对他人好。

>> 我们是人，我们都注定要带着人的全部优点和弱点活着。

>> 父母打孩子，只是为了缓解自己的焦虑情绪，而不是为了孩子好。明显地是为了掩盖自己潜意识里的恶毒。

>> 我们与其问有多少人需要心理医生，还不如看看每一天烟和酒的消耗量有多大，就知道这个需求有多大了。

>> 精神科的诊断应该是供同行之间交流的，而不应该是用来吓唬患者的。一个受过良好训练的医生是不会随便给病人一个诊断的。我宁可冒着被认为基本诊断都弄不清楚的风险，也决不给人下诊断。

>> 在有钱、有闲的情形下，找个人做做精神分析，实在是一种明智而高雅的选择。因为它可以使你了解自己，因为它可以使你活得缓慢而从容。

>> 人的最大的消耗，不是来自智力或者体力的透支，也不是来自跟大自然或者同类的争斗，而是来自自己对自己的战争。因为在这场战争中，“敌我双方”的战士、枪支、弹药甚至战术，都是这个人自己提供的，所以没有任何人可以支撑下去。

>> 人有两种：一种是在出门之前把自己“暴揍”一顿的人，一种是在出门之前对着镜子把自己猛吹一顿的人。

>> 那些出门前和出门后疯了的人，恰恰是那种在出门前“揍”自己的人。这个世界上没有被吹疯的人，只有自我攻击才会让人发疯。

>> 丰衣足食之后，一个人的精神追求大约可以分成三个类别：①艺术类的喜好；②科学上的探寻；③自我探索，以了解自己为目标，更好地

活着，是这些人的最高理想。

>> 现在社会的生活，简直在制造“抢劫犯”，似乎每个人都在“抢劫”着一切可抢之物，不可有丝毫停歇，因为停歇就意味着放弃和失败。

>> 名人们购豪宅、找情人或者剃发出家，其共同点就是追求“享乐”。

>> 沉溺声色的人和出家的人相互看着对方时，都会觉得对方可怜。前者认为后者受了过度的刺激疯了，放下那么多好玩的享乐的事情不玩了；后者却觉得前者还没发现以及还不能欣赏更加好玩的享乐的东西。流浪汉与工作狂相互看着对方时，都会觉得对方可怜。

>> 别人不理解自己的四大原因：
①你没把自己的想法告诉别人，或者你告诉了却没有说清楚；
②你想让别人理解自己，自己的行为与自己的想法相反；
③别人不理解自己的原因是你自己都不理解自己；
④别人已理解了你或你的一些东西，但你认为别人不理解自己，还在为别人不理解自己而伤心。

>> 没有人会自愿地和愉快地处于被他人帮助的地位，因为被帮助意味着自己的无能、弱小和卑微。人的内心里，有一种天然的追求平等，甚至追求卓越的力量，在被帮助的时候，这种力量就被隐藏在内心深处，并变成一种对助人者的敌意。

>> 在这个世界上，没有任何东西比不被察觉的仇恨更具有毁灭性了。

>> 理解人性的最好途径之一，就是观察幼小的孩子。只要没睡着，孩子总是需要看点什么、听点什么、问点什么或者做点什么的。

>> 即使从表面看，也看得出那些所谓懒惰者仅仅是在某些方面懒惰，而在另外一些方面勤快，从能耗的总量来说，他们并不低于勤快者。这就是“选择性的局部懒惰”，跟“选择性的局部勤快”一个意思。没有一个人会是“非选择性的全面的懒惰者或者勤快者”。

>> 关禁闭之所以是一种惩罚，是因为它剥夺了人的勤快的可能性。

>> 这个世界上，没有绝对值得信任的人和事，只要有信任就一定伴随着一定程度的风险。心理健康的人，会模糊处理这一问题，只要有大部分把握，就选择完全的信任，并在这种信任的基础上做该做的事情。

>> 信任不是一种态度，而是一种能力。一个人对外界的人和事的信任，是其对自己的信任向外投射的结果。

>> 人是大自然这个实验室制造的最精致的产品。

>> 从人类有文字记载的历史看，没有一个人真正地变成了神，变成了怪物的却无以计数。

>> 人以为“变成神”的思想可以让他们更好地活着，但实际情况是，这些思想让他们已经提前死了——因为人活着的最大特点是具有人的情感和人的关系，而这些思想，几乎从任何意义来说，都是隔离情感和隔离关系的。

>> 心理治疗的目标是使来访者接受作为一个人的现状，具有人的情感和人的关系。

>> 说太正确的话，就是他们虐待他人的方式。说太正确的话的人，说那些话不是他们的目的，让人难受才是他们的目的。说什么已经不是太重要，关键是要说，于是就把那些正确的废话反复地说了出来。仔细想想，这样的人也是很可怜的。那些总是说太正确的话的人，就是显得没毛病的人，跟他们打交道除了把自己累死、气死，估计不会有别的结果。

>> 从最低的限度来说，情感交流之后的最坏结果，都比虚伪的理性层面的施虐与受虐的关系要好。

>> 若在游戏中投入了自己全部的智力、精力和情感，游戏的结果，不管是输是赢，都牵动着他们的全部神经。

>> 当我们还是孩子的时候，游戏可是天底下最严肃的事情。把游戏看得不再严肃，是成年人的疾病。

>> 如果人生如游戏，那这场游戏也有境界之分：
①最低境界，把人生的一切都看成是严肃的、不可游戏的。
②稍高境界，把学习、工作之类严格跟游戏分开，一时拼命学习工作，一时尽情玩乐。
③最高境界，内心不再有游戏和非游戏之分。以游戏之心做养家糊口的事，也以做大事之心游戏，心神不再因事而分离。

>> "正确的废话"的特点：①绝对没错；②说的人越说越高兴，听的人越听越难受。

>> 有希望就可能拥有一切。或者说，即使我们什么都没有，只要我们有希望，那我们就不是真正的穷人。

>> 珍稀动物在营养学上是否就有特殊价值，已经并不重要，重要的是，在想象层面，将因稀而贵的动物吃进肚子里，会使自己也沾染些独特和珍贵的特质。

>> 几个人一起吃饭，实际上是相互看着对方满足本能需要，也是一种相互"示弱"的状态。这相当于对他人说我也是人，我也有人的基本需要。因此吃饭的气氛经常会是轻松安全的。

>> 恋母情结指的是一个人的人格成长得不好，以至于把自己的现实和想象的人际关系，都局限在父母和自己组成的狭小三角形内。

>> 要拒绝成长，最好的办法是永远使自己处在过去的经历中。

>> 在友情中，你可以说“我醉欲眠卿且去，明朝有意抱琴来”，你的朋友不会有丝毫不满，他该去就去，该来就会再来。如果这话是对亲人或者情人说的，那你就需要事先准备好应付铺天盖地的道德谴责，或者不知来自何处的掏心拳与封喉掌。

>> 弗洛伊德发明的心理治疗，每次五十分钟，总次数事先约好。这是一种可以终止的关系，可以恰当地“压迫”身处其中的人遵守基本的人际规则，并且有成长的紧迫感。

>> 人真的是这样一种动物，没有情感，会被“饿”死；情感太多，会被“撑”死；不多不少，才是最好。从这一点来说，亲情与爱情都应该向友情靠拢。

>> 在对人进行分类的多种标准中，钱的多少，甚至比国籍、肤色、男女、美丑等更重要。在说到一个富人的时候，他有钱这个特点，往往会使人忽略他的钱之外的一切个人特点。

>> 钱只不过是人所制造的所有金属品或纸品中间的一种而已，却被赋予了太多的负面形象，只要有它存在的地方，似乎都让人联想到贪婪、肮脏、黑暗甚至淫秽。很多人在摸了钱之后一定会洗手，从潜意识角度说，更因为那些与钱有关的不干净的事件或者人物。

>> 如果要为一个公正的世界选择一个公正的标准，我会毫不犹豫地选择钱。

>> 人与人之间的感情污染了钱，而不是钱污染了人与人之间的感情。

>> “无钱型人格障碍”的特点，首先是没钱，然后就是偏执、尖刻与懒惰。这类人穷酸，跟他们打交道，你可以直接感觉到他们人格上的巨大变异或者空洞。

>> 物质生活水平高，不一定就精神生活水平高，但是，如果物质生活水平不高，那精神生活的水平也高不到哪里去。

>> 考察一个人的能力和人格，没有比看他如何赚钱和如何花钱更好的方式了。如何赚钱直接反映了一个人的能力、见识与气魄，而如何花钱，甚至比如何赚钱能更精确地呈现其人格深处的“气味”。

>> 一个人如果真的把金钱视为粪土，那他也会轻视其他珍贵的东西，如友谊、爱情甚至生命。金钱既然是生活的一部分，它就应该获得相应的尊重，而不应该被无辜地贬低。一些人把钱看成高于一切的事物，不惜一切代价地追逐它。从深层心理学上说，他们追逐的就不是钱了，而是某种精神层面的东西，比如曾经缺失的爱与关注。这是一个危险的游戏，因为替代物不过是替代物而已，如果不去追求原物，一切努力都可能只有饮鸩止渴的后果。

>> 凡是钱能搞定的事情，都是小事情。不管有钱人还是缺钱人，都应该学会尽量不用钱去把大大小小的事情搞定。当钱归钱、事归事，两者之间有更清楚的界限时，人生就会变得简单清爽一些。

>> 在生与死之间，每个个体的任务，也许就是学习怎么好好活着，学习怎么好好死去。

>> 人类的情绪和行为，并不是完全受理性支配的，我们更多地被我们不知道的那些非理性的东西支配着和控制着。

>> 弗洛伊德揭示人的非理性本质，是为了使人变得更加理性一些。从这个意义上来说，精神分析是最彻底的理性主义。

>> 从精神分析诞生之后，父母打孩子就不再有理由。父母打孩子还声称这是为孩子好，明显地是在掩饰潜意识里的恶毒。比如父母情绪好一点的时候，孩子调皮一点，父母能忍得住；但是父母如果本来就情绪不好，孩子稍微调皮一点，就可能遭到打骂。所以父母打孩子，只是为了缓解自己的焦虑情绪，而不是为了孩子好。

>> 为了确保人类的未来是健康的和美好的，我们需要精神分析告诉父母怎样跟孩子打交道。

>> 人人都有攻击性，孩子小时候的攻击性是直接通过“动手动脚”来满足的，稍大以后，攻击性就会通过在学习成绩上超过别人来满足。

>> 我们是人，我们都注定要带着人的全部优点和弱点活着，可以不必为自己的优缺点过分地喜悦或者悲伤。

>> 一个内心充满焦虑、全无幽默感的父母，一跟孩子说话就挑孩子的毛病，似乎不这样就显示不出自己爱孩子似的。最后，逆耳的忠言就造就了一个又一个缺乏自信的孩子。

>> 同样内容的话，一个人可能会说得温和委婉，另一个人却说得声色俱厉，后者的话里多出来的情绪内容，实际上是他自己内心深处积淀下来的，与他此时此刻所说的事件和针对的人物无关。

>> 温和的语言不会激活人的保护本能，能够更好地渗透到他人心中，并产生所希望的影响。

>> “逆言”，其本质是对他人实施情感上的殴打，这比肉体上的殴打更恶劣。

>> 一个人如果总是生活在恶言恶语中，他就会潜移默化地认为自己不是一个好的和有价值的人，所以他需要通过虐待自己来惩罚自己。

>> 想想那些英年早逝的人，你就知道原来自杀也可以如此隐蔽和“光荣”，隐蔽到了连自己都不知道的程度，“光荣”到千万个人为他们的“自杀”叹息和喝彩。

>> “忠言逆耳”的反义词应该是“重话轻说”，能够把重话轻说，至少需要两个条件：智慧和勤快。

>> 一个人的人际环境，在很大程度上是他的语言制造的。一个人如果总能重话轻说，那就意味着他时刻在呵护他人，作为回报，他也会得到很多温暖的呵护。

>> 有为数不少的疾病造成的损害是到目前为止任何先进仪器都无法检测到的，但是它们所制造的痛苦、恐惧和哀伤等等，能够被当事人清晰地感觉到。

>> 疾病的真相或许的确有那么一部分在那里，但是还有一部分，并非真相，而是每个人的内心世界建构出来的虚幻。

>> 年轻的时候，觉得自己可以做很多事，不再年轻的时候就会感到，人一辈子做成一两件事就已经很不错了。

>> 给予他人过度期待，实际上是向他人传递自己的焦虑的一种方式，简单地说就是推卸责任。

>> 一个愿意自己承担责任的人，不会对他人有过度期望，也就自然不会用期望虐待他人。而一个人能够承担责任的基本前提，就是他有充分的自由；奴隶不必承担责任，因为奴隶没有人身自由。

>> 我也许永远不会像你期望的那么好，但我希望我能够做到像自己期望的那么好，而这就足够了。

>> “我就像是他们之间的第三者，这个家没有我一样很完整，或者说会更加完整。”

>> 要别人忽略或忘记自己，最好的办法就是让别人感觉不到自己的存在，让自己无声、无息、无色、无味、无影、无形。

>> 这个人的性格上也有一种能力或者“程序”——当然是坏的能力和“程序”——就是“教会”别人忽略他、忘记他。

>> 经常跟易疲劳者打交道，容易被激起两种相反的情感：一是怜惜，表明易疲劳者具有强大的“吸引照顾”的能力；二是愤怒，这显示照顾者已经隐隐觉察到自己“上当受骗”。

>> 富于活力的、有创造性的外在活动之后的真正的疲乏，可以直接导致健康的体魄，还可以提升一个人的自我价值与尊严。

>> 哀伤会使我们暂时软弱，但可以使我们在将来真正变得坚强和乐观。

>> 让你最快地从最哀伤状态走出来的最好办法，也许是别逼着自己太快从这种状态下出来。

>> 解决经期不适问题可分两步，首先是调整认知，把经期是疾病的观点，换成经期是完全健康状态的观点。然后就是制造一个跟没来月经时一样的生活环境、想吃什么吃什么、想做什么做什么。这一正常的生活环境包含了极其强有力的宣言：你并没有生病。

>> 跟从容淡定的人做朋友，你会被“感染”上静气，有这样的人散布在人群中，我们就可以不再害怕天崩地裂。

>> 有激情却不失稳重、才华横溢却又从容淡定，不仅学问渊博，而且人格几近完美，那难以企及的作为人的境界实在令人心驰神往。

>> 成熟是一种整合的、几乎没有冲突的和谐状态。

>> 在连续不断的新的知识和经验地冲击下，和谐是不正常的，不和谐才是正常的。

>> 重复痛苦的两种倾向：①把生活弄得很糟糕；②拼命工作，获得社会赞美。

>> 越是年轻时候经受的痛苦，越容易在将来的日子里被重复。

>> 要改变对痛苦成瘾的状态，最好的办法是增加幸福的经验，这些经验可以来自生活的一切方面。

>> 每个人都或多或少地有“对痛苦成瘾”的倾向。了解自己在哪些方面习惯于给自己制造失败和痛苦，就可以有更多的成功与幸福的能力。

>> 太快地用行动来缓解焦虑，可以起到头痛医头的作用，但不能解决根本问题。

>> 为获取衣食的搏杀的准备工作竟然要耗费如此之长的时间，而且是生命最壮丽的时间，生命被异化的景象真的有点惨不忍睹。

>> 如果你碰巧在周围的人帮助下，变成了把学习当成享受的人，那你也许就是最幸福的人。

>> 做家务不仅仅是做家务，往往还反映了家庭成员之间的权力和地位的不同。强势的那一边，如果不主动限制自己的权力，就有可能借学习这个堂而皇之的理由，侵入弱势那一边的人格的领地，从而导致各种各样的人格缺陷。

>> 在他人犯了错误并对自己造成伤害的时候，一般人的做法就是把自己的难受通过指责犯错的人转嫁出去。

>> 自从我得了精神病以后，就精神多了。

>> 对乡音的坚守，实际上显示了一个人对他早年成长环境的记忆与忠诚。

>> 改变一下快速说话的模式，学会慢慢说话，也是改变自己的内心和人际关系的重要途径之一。

>> 好的父母的条件就是：能够忍受孩子长大所导致的自己被抛弃的感觉。孩子的长大，意味着离父母越来越远。

>> 控制迟早会触及一个人的底线，所以迟早会激起这个人朝与控制方向相反的方向运动，从而使控制失效。

>> 太把自己当回事的人，有时候表现出来的往往是太把别人当回事。

>> 任何心理创伤，都必须有所谓受伤害者的“配合”，才能完成。

>> 每一个人，首先都是生活在一个自己制造的世界里，这个世界我们称为投射的世界，这个世界隔离了人与真实世界的关系。

>> 这个世界到底是什么样子，与这个世界无关，而与你愿意把它制造成什么样子有关。

>> 一切浓烈的感情，都包含着爱与恨两个部分，只不过经常的情况是，在同一时间，一个人只能感觉到其中的一种，而另一种往往躲在了不被察觉的地方。

>> 内心不宁静的人，多半会跟自己的嘴巴过不去。这些人要么吃得过多

或者过少，要么会极其啰唆，老是用嘴巴虐待他人。

>> 看一个人的外表，看一个人的行动的样式，就基本上可以知道他或者她的内心风景是什么样的。

>> 由于亲情提供的是一种距离太近的关系，所以也可以是最有杀伤力的一种感情。

>> 作为心理医生，目睹了太多的亲情框架内的迫害与被害、施虐与受虐，最令人难过的是，在这样相互拼杀的关系中的当事人，还误以为他们是在相互爱着。

>> 曾奇峰：你能不能告诉我，在你一门又一门课不及格之后，爸爸妈妈所做的所有事情、所说的所有的话，对你起了什么样的作用？

小乾依然低着头，不说话，眼泪一滴一滴地掉在了裤子上。

曾奇峰：有三个答案，你可以选择一个。第一，有帮助；第二，没有帮上忙，但也没有让你更难受；第三，不仅没帮上忙，反而让你更难受。

过了好一会儿，小乾几乎用哭声回答：第三个。

>> 亲情是这个世界上最紧密、最珍贵的感情，但因其基于血缘的和婚姻的坚固基础，所以有时会使处于其中的人过于有恃无恐而为所欲为，后果就是带给亲人和自己以伤害。

>> 在亲情中引入“讲义气”之类判断友情的标准或者词语，就会使亲情稍微淡一点，使身处其中的人在言行上更谨慎一点。

>> 抱怨者是在人格上把自己置于一个低人一等的境地。在他或者她的想象中，认定有一个高于自己很多的人在安排着与自己有关的一切人和事，但安排得不好。

>> 不幸学会了抱怨的人也很可怜，因为他们在成长的过程中几乎一定被别人的“嘴上功夫”欺凌过，要不他们也学不会这么落后的“技术”。

>> 成为心理医生，我们要治疗的不是孩子，而是他周围的关系，最重要的是他和父母的关系。

>> 心理医生的绝招是，采取一切可能的措施，避免最坏的结果。在一般情况下，可以让孩子不一定有什么惊人的成就，但可以让他过健康的日子。

>> 人生就是一个创伤的连续体：生命始于创伤，然后终于创伤。在这两个最大的创伤之间，又有无数个小的创伤。

>> 关于心理的创伤，我们目前唯一清楚的是，自然科学在试图解释它，而人文科学一直在欣赏它。

>> 一个人的安全感，实际上跟外界事实上是不是真正安全没关系，而与

她内心有没有安全感有关。

>> 这个世界上，最为“边界不清”的关系，就是恋爱中的男人和女人的关系，他们不论在身体上还是在精神上都是融为一体的，你中有我，我中有你。所以，爱情最容易导致抑郁。为什么大多数爱情诗句和歌曲都弥漫着抑郁的情绪，就是这个原因。

>> 假如另一个人不在你身边，你在想他或者她的时候仅仅是感到温暖和快乐，那表明你只不过是喜欢那个人而已。而当你思念他或者她的时候，除了感到温暖快乐以外，还有着浓浓的抑郁情绪的时候，那就强烈地说明，你已经不可救药地爱上他或者她了。

>> 神经衰弱是十几年前的一个“时髦”疾病，1/3 的脑力劳动者曾经患过这样的疾病。现已取消神经衰弱的诊断，曾被诊断为神经衰弱的 80% 的病人，现在看来应该是患了抑郁症，其他 20% 则属于焦虑症、强迫症之类。

>> 抑郁症的危害主要来自两个方面：首先是可能危害生命，意即有自杀的危险；第二，患上抑郁症会极大地影响到自己和家人的生活质量，使人生不再是美好的旅程，而变成了痛苦的炼狱。

>> 精神科诊断应该是供同行之间交流用的，而不应该是用来吓唬患者的。一个受过良好训练的医生是不会随便给病人一个诊断的。

>> 曾奇峰的习惯是，宁可冒着被认为基本诊断都弄不清楚的风险，绝不给人下诊断。他会对他的患者说：你现在的情绪有点问题，我们需要采取一点措施，或者吃点药，或者做心理治疗，就会好起来的。这并不是安慰，而是事实。

>> 人生有很多自己做不了主的事情，出生就是最开始的那一件，死亡是最后的那一件。

>> 学习爱和被爱，是人生最重要的功课。

>> 一个孩子如果在小时候没有得到父母高品质的爱，那他或者她也没有爱的能力，所以就对父母也没有爱了。

>> 人生的真正快乐，多半来自一些具有较大反差的情感体验，任何单一的情感体验，都会使人生这场筵席变得低廉和乏味。

>> 一个人一辈子最幸福的事情，莫过于做一件自己爱做的事情，并且还可以通过这件事养活自己和获得荣誉了。

>> 很多人的父母，代替孩子决定婚姻对象，实际上是剥夺了孩子人生的快乐，这样的父母很自私。一个人活着的价值，就在于自己可以做出选择。

>> 一切“综合征”之类的诊断都是现象学的诊断，不是病因的诊断，因

而也就不是真正科学的诊断。要警惕只会下诊断的医生，在很多情形下，下诊断是一些医生自恋的表现之一。

>> 干预的目标首先应该是避免最坏结果，而不是追求最好目标。

>> 要求一个人过快改变，无异于对其使用暴力。快速的改变是虚幻的，甚至会隐藏更大的危险。

>> 童年的经历，即使穷尽一生的时间与精力，也永远无法将这些印记抹去。而最不愿意抹去它们的，恰恰又是这个人自己。从这个意义来说，人实在是最忠诚的动物。人的忠诚，则是对先天之后的、人为环境的忠诚，这显然是一种更高级别的忠诚。

>> 每个人的童年，都有一个共同的特点，就是跟抚养者的矛盾的关系。

>> 心理医生的任务，就是帮助一个人和他的家人共同对待成长与分离的烦恼；心理治疗的过程，就是在一个人造的环境中重现童年的成长现场，帮助来访者重新过一个健康的童年。

>> 抚养者越是能够给予孩子高品质的亲密关系，孩子就越有能力跟抚养者分离。换句话说，抚养者做的越好，就越会被“抛弃”，越会变得不再被孩子需要。抚养者经常会用各种连自己都不知道的方式，来改变自己被抛弃的宿命。

>> 教学涉及的是智力和能力，而心理治疗涉及的是人格。

>> 精神分析视野下的人类精神世界，跟所谓常识下的人类精神世界相比，完全是另一种景象。这样的新视野下的知识，才是真正的知识。

>> 任何功夫要达到最高境界，都不是靠练技术，而是靠自己的气度和胸襟。

>> 有些人将心理书籍作为一种冠冕堂皇的自我封闭的工具。他们以为自己在通过阅读解决自己的心理问题，其实却在书中吸收自己想吸收的那一部分内容，滤掉了不想吸收的那一部分。对这些人，心理书籍是陷害他们的毒药，书读得越多，人变得越来越偏执，越来越远离人群。

>> 心理医生就是这样一面镜子，可以照见你的手摸不着的心灵上的一切。

>> 有一种说法，说看多了心理类书籍会越陷越深，因为想得太深、太细，反而会有更多的毛病。——深思细想之后，可以获得真正的心灵的自由。